10分钟刮痧祛瘀堵

张怡 白雪莲 ◎ 编著

中医古籍出版社
Publishing House of Ancient Chinese Medical Books

图书在版编目（CIP）数据

10分钟刮痧祛瘀堵 / 张怡, 白雪莲编著. -- 北京：中医古籍出版社, 2023.3

ISBN 978-7-5152-2438-1

Ⅰ.①1… Ⅱ.①张… ②白… Ⅲ.①刮搓疗法 Ⅳ.①R244.4

中国版本图书馆CIP数据核字(2022)第175849号

10分钟刮痧祛瘀堵

张怡 白雪莲 编著

策划编辑：	李　淳
责任编辑：	李　炎
封面设计	王青宜
出版发行：	中医古籍出版社
社　　址：	北京市东城区东直门内南小街16号（100700）
电　　话：	010-64089446（总编室）010-64002949（发行部）
网　　址：	www.zhongyiguji.com.cn
印　　刷：	水印书香（唐山）印刷有限公司
开　　本：	710mm×1000mm　1/16
印　　张：	14
字　　数：	235千字
版　　次：	2023年3月第1版　2023年3月第1次印刷
书　　号：	ISBN 978-7-5152-2438-1
定　　价：	68.00元

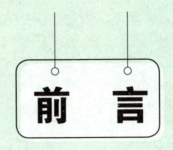

前言

刮痧作为一种传统的自然疗法具有几千年的历史，可以说是家喻户晓，妇孺皆知。其简便易行，容易掌握，即时即地均可应用，疗效显著而副作用小，它可施于身体很多部位，适于养生保健、防病治病、美容养颜之用。刮痧工具取材容易，经济实惠，因而刮痧疗法从古至今一直广为流传。

本书介绍了日常保健、美容及内科、外科、妇科、男科、儿科等常见病、多发病的取穴定位、选穴分析、刮拭方法和注意事项，简便易行、安全灵活，既适合健康者养生保健，也适合各类患者，根据自己的时间和需要，在不同的地点、不同的季节选择最适合自己的刮痧方法。

本书通俗易懂，图文并茂，帮助读者轻松在家学会刮痧，以扶正人体阳气，祛除体内毒邪，预防疾病，希望我们的努力能帮助您获得更加健康的身体。

编者

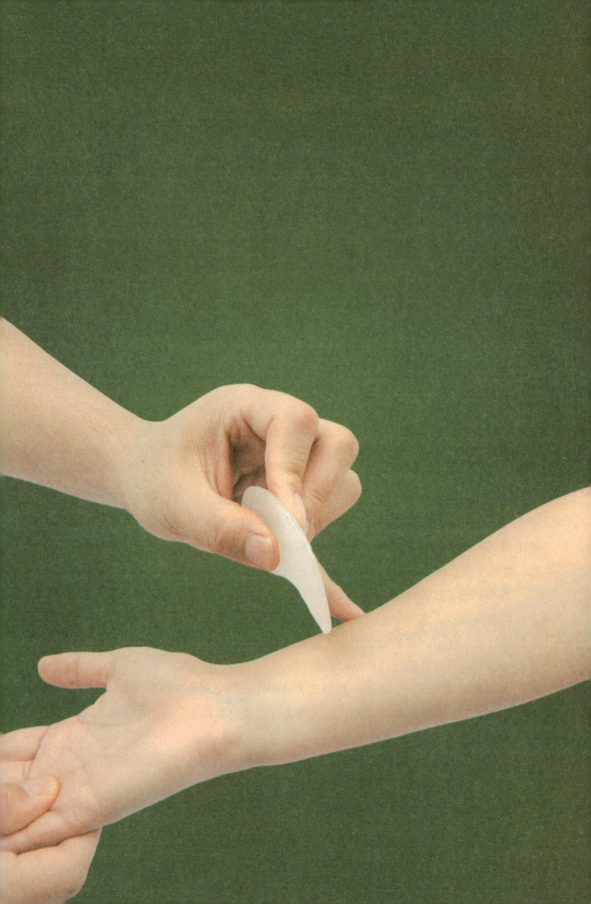

目录
CONTENTS

PART 1 刮痧：传统的绿色疗法

认识刮痧疗法 ······ 002
　痧证：体内毒素的"代言人" ······ 002
　刮痧疗法的渊源 ······ 003
　刮痧疗法的作用原理 ······ 005
　刮痧疗法的适应证 ······ 006
　刮痧疗法的禁忌证 ······ 008

刮痧工具介绍 ······ 009
　刮痧板 ······ 009
　刮痧介质 ······ 011
　清洁工具 ······ 012
　持具操作法 ······ 012

简单易学的刮拭方法 ······ 012
　徒手操作法 ······ 014
　刮痧板的运用 ······ 015
　刮拭运板方法 ······ 015
　刮痧的补泻手法 ······ 019
　刮痧的常用体位 ······ 020
　人体各部位的刮拭方法 ······ 022
　刮拭要领及技巧 ······ 026

刮痧后的人体反应 ······ 028
刮痧的注意事项 ······ 029
专家答疑 ······ 030

PART 2 日常保健刮痧：身体康健少生病

健脑益智刮：大脑清，记得牢 ······ 034
保护视力刮：眼睛亮，有精神 ······ 036

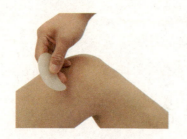
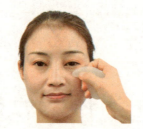
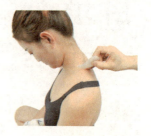

畅通血脉刮：气血足，体安康·················· 038
益气润肺刮：呼吸好，身轻松·················· 040
养胃健脾刮：消化好，身体棒·················· 042
疏肝利胆刮：心气顺，百病除·················· 044

刮除大隐患：常见病症刮痧疗法

感冒·················· 048
咳嗽·················· 050
哮喘·················· 052
肺结核·················· 054
肺炎·················· 056
焦虑症·················· 058
心慌气短·················· 060
失眠·················· 062
健忘·················· 064
心律失常·················· 066
心悸·················· 068
心绞痛·················· 070
冠心病·················· 072
高血压·················· 074

低血压	076
高脂血症	078
糖尿病	080
神经衰弱	082
眩晕	084
贫血	086
头痛	088
三叉神经痛	090
面部神经麻痹	092
中风后遗症	094
抑郁症	096
癫痫	098
胃炎	100
胃痛	102
胃痉挛	104
呃逆	106
呕吐	108
腹痛	110
腹胀	112
慢性腹泻	114
淋证	116
慢性肾炎	118
盗汗	120
便秘	122
中暑	124
肥胖症	126
牙痛	128
扁桃体炎	130
视力减退	132

目赤肿痛	134
耳鸣	136
鼻窦炎	138
咽喉肿痛	140
脱肛	142
痔疮	144
胆囊炎	146

PART 4 刮到痛自消：祛除颈肩腰腿痛

落枕	150
颈椎病	152
肩关节周围炎	154
坐骨神经痛	156
腰椎间盘突出	158
慢性腰痛	160
膝关节炎	162
腓肠肌痉挛	164

PART 5 轻松刮一刮：缓解难言之隐

月经不调	168
闭经	170
痛经	172
慢性盆腔炎	174
乳腺增生	176

更年期综合征	178
阳痿	180
早泄	182
遗精	184
慢性前列腺炎	186

PART 6　刮痧养颜美体：让青春永驻

皮肤粗糙	190
黑眼圈	192
眼袋	194
面部皱纹	196
颈部皱纹	198
雀斑	200
黄褐斑	202
丰乳	204

PART 7　刮去小病小痛：让宝宝健康成长

小儿流涎	208
小儿腹泻	210
小儿厌食	212

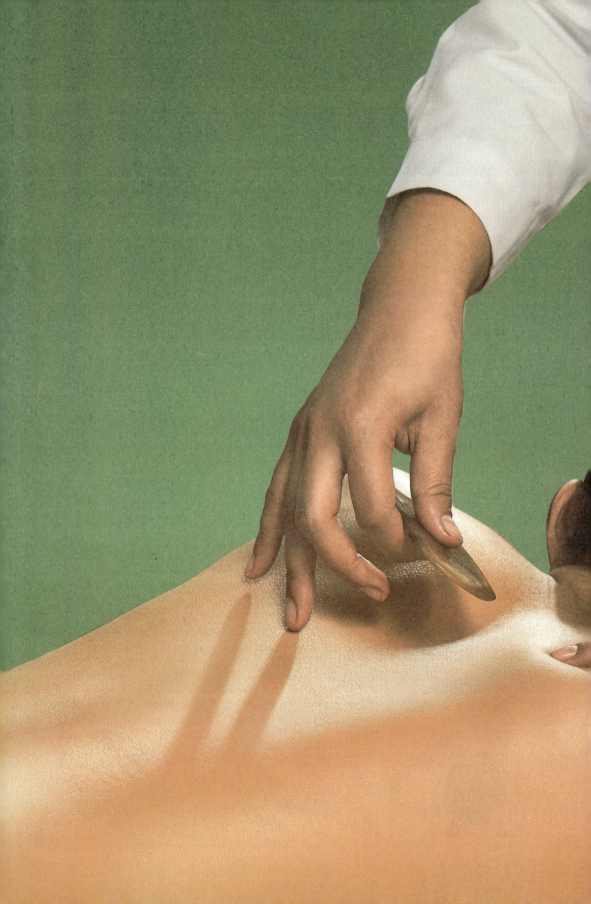

刮痧：传统的绿色疗法

认识刮痧疗法

痧证：体内毒素的"代言人"

"痧"是经络气血中的"瘀秽"，俗称痧毒。它包含两方面的含义，广义来讲，一方面是指痧疹征象，即痧象；另一方面是指痧疹的形态外貌，即皮肤出现红点如粟，以指循皮肤，感稍有阻碍的疹点。清代邵新甫在《临证指南医案》中说："痧者，疹之通称，有头粒如。"痧是许多疾病在发展变化过程中，反映在体表皮肤的一种共性表现。痧不是一种独立的病，许多疾病都可以出现痧象，痧是许多疾病的共同证候，统称之为"痧证"，故有"百病皆可发痧"之说。

痧病相当于现代医学的什么病？目前尚难确定。痧证所包括的范围很广，现存中医古籍中，有关痧证的记载涉及内、外、妇、儿等多种疾病。《痧惊合璧》一书就介绍了40多种痧证，连附属的共计100多种。根据其所描述的症状分析："角弓反张痧"类似现代医学的破伤风，"坠肠痧"类似腹股沟斜疝，"产后痧"似指产后发热，"膨胀痧"类似腹水，"盘肠痧"类似肠梗阻，"头风痧"类似偏头痛，"缩脚痈痧"类似急性阑尾炎等。此外民间还有所谓寒痧、热痧、暑痧、风痧、暗痧、闷痧、白毛痧、冲脑痧、吊脚痧、青筋痧等，名目繁多。

狭义来讲，痧证特指一种疾病。古人认为，痧证主要是风、湿、火之气相搏而为病。天有八风之邪，地有湿热之气，人有饥饱劳逸。夏秋之际，风、湿、热三气盛，人若劳逸失度，则外邪侵袭肌肤，阳气不得宣通透泄，而常发痧证。一年四季都有发生痧证的可能，但以夏秋季为多见。痧证的主要特征有二：一是痧点，二是酸胀感。根据病情轻重，其临床表现可分为一般表现与急重表现：①一般表现：多表现为头昏脑涨，心烦郁闷，全身酸胀，倦怠无力，胸腹灼热，四肢麻木，甚则厥冷如冰。邪入气分则作肿作胀；入血分则为蓄为瘀；遇食积痰火，结聚而不散，则脘腹痞满，甚则恶心、呕吐。②急重表现：起即心胸憋闷烦躁，胸腔大痛，或吐或泻，或欲吐不吐、欲泻不泻，甚则猝然眩晕昏倒，面唇青白，口噤不语，昏厥如尸，手足厥冷，或头额冷汗如珠，或全身无汗，青筋外露，针放无血，痧点时现时隐，唇舌青黑，均为病情危重的表现。

现代医学认为，痧是皮肤或皮下毛细血管破裂，是一种自然溶血现象，易出现在经络不通畅、血液循环较差的部位，它不同于外伤瘀血、肿胀。相反，刮痧可使经络通畅，瘀血肿胀吸收加快，疼痛减轻或消失，所以刮痧可以促进疾病的早日康复；它阻碍气血的运行、营养物质和代谢产物的交换、引发组织器官的病变，故中医有"百病皆可发痧"之说。临床上把患者皮肤上用特制的刮痧器具刮出的红色、紫红色斑点、斑块称之为痧。"痧"是形成诸多疾病和加速人体衰老的有害毒素，也可以将微循环中分离出来的瘀血及病理产物称为痧。

刮痧疗法的渊源

刮痧疗法的雏形可追溯到旧石器时代，人们患病时往往会本能地用手或石片抚摩、捶击体表某一部位，有时竟使疾病获得缓解。通过长期的实践与积累，逐步形成了砭石治病的方法。砭石是针刺术、刮痧法的萌芽阶段，刮痧疗法可以说是砭石疗法的延续、发展或另一种存在形式。随历史之发展，刮痧未能像针灸等疗法一样得以系统发展，而是流传于民间。

相传在远古时期，人类在用火取暖时发现火烤到身体的某些部位时，会很舒服。后来人类又发现当石头被烘烤热了刺激身体时，可以治疗风湿、肿毒（以前的人类都居住在原始的山洞中，很容易患风湿、肿毒）。再后来人类又发现用砭石烤热后来刺破脓肿可以疗愈。渐渐地，当时的人类就觉得用热的石头可以治愈一些疾病。这就是"刮痧"治病的雏形。

到了青铜器时代，人们发明了冶金技术，随着冶金技术的发展，可以冶炼出铁。铁比砭石更加精细，当时的人类把铁制作成像现代人用的针。随着针灸经络理论的发展，在民间开始流传用边沿钝滑的

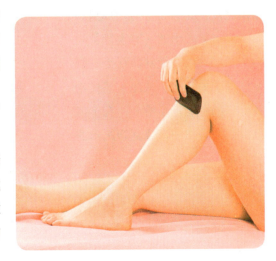

铜钱、汤匙、瓷杯盖、钱币、玉器、纽扣等器具,在皮肤表面相关经络部位反复刮动,直到皮下出现红色或紫色瘀斑,来达到开泄腠理、祛邪外出、调理痧证的方法。在不断的实践中,最后被演绎成一种自然疗法——刮痧疗法。

较早有文字记载刮痧的,是元代医家危亦林在1337年撰成的《世医得效方》。"痧"字从"沙"衍变而来。最早"沙"是指一种病症。刮痧可使体内的痧毒,即体内的病理产物得以外排,从而达到治愈痧证的目的。因很多病症刮拭过的皮肤表面会出现红色、紫红色或暗青色的类似"沙"样的斑点,人们逐将这种疗法称为"刮痧疗法"。

宋代王裴《指述方瘴疟论》称之为"挑草子",《保赤推拿法》记载"刮者,医指挨皮肤,略加力而下也",多用于治疗痧证,即夏季外感中暑或湿热温疟疫毒之疾,皮肤每每出现花红斑点,亦称"夏法"。元明以后,民间治疗痧病的经验引起医学家的注意。如危亦林的《世医得效方》就对"搅肠沙"进行了记述:"心腹绞痛,冷汗出,胀闷欲绝,欲谓搅肠沙。"又如,杨清叟《仙传外科秘方》、王肯堂《证治准绳》、虞抟《医学正传》、龚廷贤《寿世保元》、张景岳《景岳全书》等均记载有关于痧证及治痧的经验。至清代,郭志邃撰写了第一部刮痧专著《痧胀玉衡》,从痧的病源、流行、表现、分类、刮痧方法、工具及综合治疗方法等方面都做了较为详细的论述。例如,在治疗方面指出:"背脊颈骨上下,及胸前胁肋,两背肩痧,用铜钱蘸香油刮之。头额腿上痧,用棉纱线或麻线蘸香油刮之。大小腹软肉内痧,用食盐以手擦之。"此后又有另一部刮痧专著——陆乐山的《养生镜》问世。此二书成为使刮痧跃为一门专科技术的基石。从此,清代论述痧病的专著日渐增多,有十多部,其他著作中记载刮痧医术的则更多。

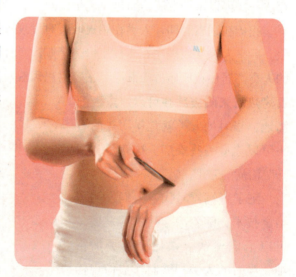

刮痧疗法的作用原理

刮痧这一绿色疗法已经流传了几千年,其保健治病的功效毋庸置疑,经过现代医学的研究发展,融合了多流派的理论,为人们的健康提供了更加坚实的基础。具体来说,刮痧疗法有以下几个健康原理。

活血化瘀,止痛镇痛

"痛则不通"。人体气血运行不畅就会造成局部瘀血,在局部或相应腧穴刮痧可疏通气血,活血化瘀。肌肉附着点和筋膜、韧带、关节囊等受损伤的软组织会发出疼痛信号,通过神经的反射作用,使有关组织处于警觉状态,肌肉的收缩、紧张、痉挛便是这一警觉状态的反映,其目的是减少肢体活动,从而减轻疼痛,这是人体自然的保护反应。此时,若不及时治疗,或是治疗不彻底,损伤组织可形成不同程度的粘连、纤维化或疤痕化,以致不断发出有害的信号,加重疼痛、压痛和肌肉收缩紧张,继而又可在周围组织引起继发性疼痛病灶,形成新陈代谢障碍,进一步加重"不通则痛"的病理变化。

调节阴阳,平衡机体

中医理论认为,在正常情况下,人体保持着阴阳相对平衡的状态。如果人体因七情六淫等因素破坏了阴阳平衡,就会导致"阴胜则阳病,阳胜则阴病"等病理变化,而产生"阳盛则热,阴盛则寒"等临床症候。而刮痧治疗是根据患者的证候属性来调节阴阳的偏盛偏衰,如病在经络、在皮肉者属表,刮痧时手法要轻;如病在脏腑、在筋骨者属里,就需要用重刮手法。通过刮痧,令人体恢复阴阳平衡,最终达到治疗疾病的目的。

测试健康,保健防病

刮痧具有超前诊断的作用,原因是当气血出现异常变化时,机体组织通常还没有明显症状,刮痧可以赶在身体亚健康或生病前发现这些细小的变化,早期诊察"未病",并确定亚健康的部位与程度,起到预测未来健康、协助制定保健调理计划的目的。健康人常做刮痧(如取背俞、足三里等)可增强卫气,卫气强则护表能力强，外邪不易侵表，机体自可安康。若外邪侵表，出现恶寒、发热、鼻塞、流涕等表证，刮痧（如取肺俞、中府等）可将表邪及时祛除，以免表邪不祛，蔓延进入五脏六腑而生大病。

排毒解毒，祛邪扶正

痧证是人体藏毒的一种表象。刮痧可使局部组织高度充血，血管神经受到刺激使血管扩张，血流增快，吞噬作用及搬运能力加强，体内废物、毒素加速排除，组织细胞得到营养，血液得到净化，增加了全身抵抗力，可以减轻病情，促进康复。此外，通过补泻手法刮拭腧穴，还能增强人体正气，使刮痧的祛邪作用得到进一步增强。

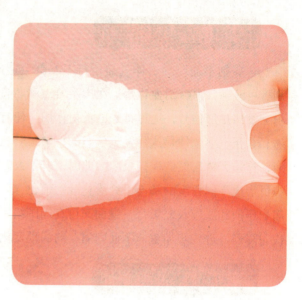

刮痧疗法的适应证

刮痧疗法现在已经广泛运用到各种疾病的临床治疗中，不管是内科、外科、妇科，还是儿科、耳鼻喉科，刮痧疗法都能对其进行有效治疗。

内科

感冒、上呼吸道感染、支气管哮喘、支气管炎、肺炎、肺结核、肺气肿、外感热病、高热、头痛、偏头痛、胃脘痛、呕吐、反胃、胃下垂、急性胃肠炎、消化性溃疡、腹痛、腹泻、便秘、眩晕、细菌性痢疾、结肠炎、急性阑尾炎、肠梗阻、慢性肝炎、高血压、糖尿病、胸膜炎、肾炎、心律失常、冠心病、风湿性心脏病、心悸、肺心病、胆绞痛、泌尿系结石、急性胰腺炎、风湿性关节炎、类风湿关节炎、肩周炎、腰痛、坐骨神经痛、肋间神经痛、癫痫、膈肌痉挛、忧郁症、甲状腺功能亢进症、肥胖症、面神经麻痹、神经衰弱、贫血、失眠、健忘、中暑、白细胞减少症等。

外科

落枕、颈椎病、腰椎间盘突出症、腰椎管狭窄症、腰肌劳损、急性腰扭伤、颈肩纤维炎、股外侧神经炎、肋软骨炎、骨质增生症、足跟痛、腰腿痛、软组织损伤、脉管炎、毛囊炎、痔疮等。

儿科

小儿发热、腹泻、呕吐、厌食、夜啼、疳积、百日咳、支气管炎、小儿遗尿、惊风、消化不良、营养不良、小儿癫痫、腮腺炎等病。

五官科

目痒、目翳、远视、近视、睑腺炎、睑缘炎、沙眼、结膜炎、泪囊炎、视神经萎缩、鼻塞、鼻衄、鼻炎、鼻窦炎、慢性咽炎、扁桃体炎、喉瘖、口疮、牙痛等症。

妇科

月经不调、痛经、闭经、乳腺增生、经前紧张综合征、经期发热、经期头痛、更年期综合征、产后缺乳、产后急性乳腺炎等症。

男科

阳痿、早泄、遗精、男性不育症、前列腺炎、前列腺增生、白浊、血精、精子异常、不射精症、阴茎勃起异常等症。

皮肤科

皮肤瘙痒症、神经性皮炎、过敏性皮炎、湿疹、药疹、丹毒、带状疱疹、荨麻疹、寻常性鱼鳞病、硬皮病、银屑病、痤疮、溢脂性脱发、雀斑、黄褐斑、多汗症等皮肤科疾病。

刮痧疗法的禁忌证

刮痧虽好，却并不是所有情况都适合。因此，选择刮痧疗法前一定要搞清楚刮痧的适应证和禁忌证，否则不但无法达到强健身体的目的，还会影响到身体的健康。

危重病症

如急性传染病、重症心脏病、高血压、中风等，应立即送医院治疗，禁用本疗法。

有出血倾向的疾病

有出血倾向的疾病不可以用或慎用刮痧治疗，如血小板减少性疾病、过敏性紫癜、白血病等，不能够用泻法刮疗，但是能够用补法或平补平泻的手法刮疗。如果出血倾向比较严重的，不可用任何刮痧的方法。

刚刚发生的骨折部位

刚发生骨折的部位不能够刮痧，应该等到骨折愈合后，才能够在患处刮痧。外科手术疤痕处，应该在两个月之后才能够进行刮痧。恶性肿瘤患者手术后，疤痕处慎刮。

传染性皮肤病

传染性皮肤病患者不能够刮痧，如疖肿、痈疮、溃烂、传染性皮肤病及不明原因的皮肤肿块等，不能够直接在患处刮拭。

特殊人群

年老体弱的人、空腹、饱食后，妊娠期妇女的腹部、妇女月经期间的下腹部、女性脸部，以及对刮痧有恐惧者忌用本疗法。

第一章 刮痧：传统的绿色疗法

刮痧工具介绍

　　古代用汤勺、铜钱、嫩竹板等作为刮痧器具，用麻油、水、酒作为润滑剂。这些器具虽然取材方便，能起到一些刮痧治疗作用，但因其简陋，很难达到对经穴应有的刺激强度，本身也无药物治疗作用，均已很少应用。现代刮痧之所以有显著的效果是因为有专用的刮痧板、刮痧油和美容刮痧乳，既能对经穴达到应有的刺激强度，又能减轻刮拭疼痛，增加舒适感。

　　器具的选择直接关系刮痧治病、保健、美容养颜的效果。刮痧选用经过专门设计加工的有药物治疗作用而没有副作用的刮痧板。刮痧的润滑剂选用专门研制加工的刮痧油和美容刮痧乳，所选器具能发挥双重作用，既能作为刮痧器具使用，其本身又有治疗作用，可以明显提高刮痧的疗效。

刮痧板

　　刮痧板是刮痧的主要器具，是一种治病防病的非药物、无损伤的自然健康疗法器具。常用的刮痧板有半圆形、鱼形、三角形、椭圆形等。根据刮痧板的材质不同，分为牛角刮痧板、玉质刮痧板等等。那么，刮痧板什么材质的好？有哪些治病养生功效呢？

牛角类

　　牛角类刮痧板是民间最好的传统刮痧器具，所用的材质有水牛角、黄牛角、牦牛角、绵羊角等，其中以水牛角刮痧板使用最为广泛。水牛角味辛、咸，性寒。辛可发散行气、活血润养，咸能软坚润下，寒能清热解毒，具有发散、行气、清热、凉血、解毒，以及活血、化瘀的作用。

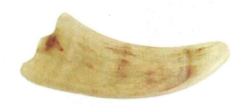

牛角类

应当注意的是，牛角类刮痧板忌热水中长时间浸泡、火烤或电烤；刮痧后需立即把刮板擦干，涂上橄榄油，并存放于刮板套内。

玉石类

玉味甘性平，入肺经。据《本草纲目》介绍，玉具有清音哑、止烦渴、定虚喘、安神明、滋养五脏六腑的作用，是具有清纯之气的良药，可避秽浊之病气。玉石含有人体所需的多种微量元素，有滋阴清热、养神宁志、健身祛病的作用。玉质刮痧板有助于行气活血、疏通经络而没有副作用。

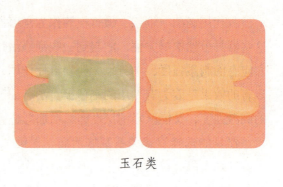

玉石类

玉石类刮痧板用完后要注意清洁，避免碰撞，避免与化学试剂接触。

砭石类

砭石又称砭板，是用泗滨砭石制成的可用作刮痧的保健砭具，几乎适用于砭术十六法中的所有砭术，是所有款式砭具中用途最广泛的，中医认为上品砭石有安神、调理气血、疏通经络的作用。

因砭石可能含有害物质，需认真辨别真伪，购买经国家权威部门检测不含有害物质的砭石。

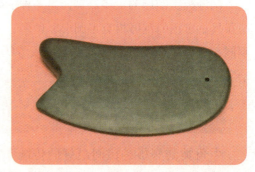

砭石类

磁疗类

磁疗刮痧板是结合传统工艺与现代磁疗技术的刮痧器具，以水牛角磁疗刮痧板使用最为广泛。"磁石"是一种金属氧化物，在我国用磁治病已有悠久历史。《本草纲目》《中药大辞典》等著名药书中，多有记载用磁治病的药方，"磁疗法"早已被医务界普遍采用，它可引起人体神经、体液代谢等一系列变化，具有活血、化瘀、消肿、止痛、消炎、镇痛等作用。经过几千年的医学发展，国内外医学专家对磁疗有了更深的认识。

磁疗类刮痧板用完后要注意清洁，避免碰撞，避免与化学试剂接触。

刮痧介质

刮痧油

刮痧油是中医外用药，为红棕色澄清液体，配合刮痧疗法使用。专业的刮痧油应选用具有活血化瘀、清热解毒、消炎镇痛而没有毒副作用的中草药及渗透性强、润滑性好的植物油加工而成。中药的治疗作用有助于疏经通络、活血化瘀、排毒驱邪，而植物油有助于滋润皮肤。请勿使用其他药剂代替刮痧油，以免发生不良副作用。另外，刮痧油属于外用药，切不可内服。刮痧油中含有乙醇，应避火使用和保存。

刮痧乳

因为刮痧油涂在面部会流进眼睛或顺面颊而下流至脖颈，所以面部刮痧应选用特制的美容刮痧乳。美容刮痧乳渗透性及润滑性好，其中的中药成分有活血化瘀作用，可改善面部微循环，滋养皮肤。

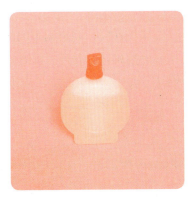

刮痧油

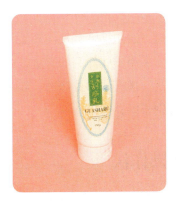

刮痧乳

清洁工具

用于刮拭前的清洁、刮拭过程中和刮拭后的擦拭,要选用清洁卫生、质地柔软,对皮肤无刺激、无伤害的棉质毛巾。

温馨小贴士

如何自制刮痧油?

生姜150克,葱白150克,牡丹皮30克,薄荷30克,红花15克,连翘30克,薄荷脑3克,冰片3克,95%酒精1000毫升,甘油300毫升。

将葱姜切碎,另四味打成粗粉,浸泡于95%酒精中7天,过滤后加入薄荷脑、冰片,再加入甘油,摇匀即可,用小瓶分装使用。

简单易学的刮拭方法

刮痧方法包括持具操作和徒手操作两大类。临床操作时,要根据不同的疾病和病情,采用不同的刮痧方法,才能发挥刮痧治病的最好治疗作用,持具操作包括刮痧法、挑痧法和放痧法。徒手操作包括挟痧法、撮痧法、挤痧法、点揉法。下面分别予以介绍。

持具操作法

刮痧法

刮痧法是刮痧疗法最常用的一种方法,是用刮痧板在患者体表的特定部位反复刮拭,使皮肤出现"痧痕"的一种操作方法。刮拭时,一般采用腕力,用力要均匀,要按顺序。同时要根据患者的反应随时调整刮拭的力量,以达到预期的治疗效果,刮痧法又分为直接刮痧法和间接刮痧法。

直接刮痧法:用刮具直接接触患者皮肤,在体表的特定部位反复进行刮拭,是刮痧疗法中最常用的一种方法。此法以受力重、见效快为特点,多用于体质比较强壮的患者。操作时,让患者取坐位俯伏在椅子或桌子上,背对术者,用热毛巾擦洗患者被刮部位的皮肤,均匀地涂上刮痧介质。然后持刮痧工具,在刮拭部位进行刮拭,以刮出出血点为止。

间接刮痧法:先在患者将要刮拭的部位上放一层毛巾或薄布,再用刮拭工具在布上刮拭,称为间接刮法。它除了具有刮痧的功效外,还具有保护皮肤的作用。一般用于小儿、老年人、体弱、高热、中枢神经系统感染、抽搐者。具体操作时,先在刮痧部位放上干净的手绢(或大小适当、洁净柔软的布),再用刮痧工具在手绢或布上朝一个方向快速刮拭,每处可刮20~40下,一般刮10次左右,掀开手绢或布检查一下,如皮肤出现暗紫色即停止刮拭,换另一处。

刮痧法有宣通气血、发汗解表、舒筋活络、调理脾胃等功效。这里需要注意的是,对小儿进行刮痧时,要酌情用力,以免刮伤小儿娇嫩的皮肤。

挑痧法

挑痧法是指用针刺挑患者体表皮肤,同时用双手挤出紫暗色的瘀血,反复5~6次,皮肤会出现紫红色的痧痕,适用于头颈项部、胸腹部、腰背部、腰背部两侧俞穴和委中。挑痧的针可以选用专业的三棱针,也可以使用日常用的缝衣服针,务必做好消毒,可以选择用75%的酒精消毒,也可以用火烤一下后使用,此方法在民间流传很广泛。头痛挑痧太阳,胃脘痛挑痧中脘,腹痛挑痧肚脐两侧,胃、腹、腰痛均可挑痧腰背部俞穴,下肢抽筋挑痧委中。

放痧法

刮痧法施治以后会在皮肤表面出现痧痕,此时,用消过毒的三棱针和普通缝衣服的针刺入皮肤,放出少量的瘀血,这种方法就是放痧法。放痧法常用于肘窝、太阳穴等处的浅表静脉。

徒手操作法

挤痧法

两手食、拇指或单手食、拇指在治疗部位用力挤压，连续挤出一块块或一小排紫红痧斑为止，此法也可与放痧法、挑痧法配合使用，一般多在体表各个腧穴来操作，或者用于头额部位。

撮痧法

用大拇指与食指用力撮提患者的撮痧部位，使小血管破裂，以撮出痧点来。主要应用在头部、颈项、背部和面部的太阳与印堂。

拍痧法

用虚掌或刮痧板拍打体表的施术部位，如脊背、胸腹、肘窝等处，直到局部皮肤充血，出现紫红色或暗黑色的斑痧斑点为止。操作时，伸开手掌，掌心向下，掌心呈空心状，掌指关节和指关节并齐微屈，腕关节放松。拍打时，手臂固定不动，靠手腕关节活动，手掌自上向下自然落到要拍打的地方。拍打手法要有弹性、节奏，要双手交替、反复、持续、均匀地拍打。此法具有疏通经络、健脾和胃、调和气血、行气活血之功效。

点揉法

点揉法是用手指在人体的一定部位或穴位上进行点压，同时做圆圈或旋转的揉动，是点压与指揉的复合手法。

点揉法的操作要领是施术者的拇指或食指、中指指端按压在穴位或某部位上，力贯于指端，着力于皮肤和穴位，由轻到重，由表及里。操作时，注意要用手腕带动手指灵活揉动，频率 50~100次/分，通常持续3~5分钟。点揉的力度以患者感觉酸胀和皮肤微红为度。注意力量不宜过大过猛，揉动时手指不能离开皮肤。

结束时则应由重到轻，缓慢收起。点揉法类似于按摩手法，但在实际运用中，点揉法常与刮痧法配合应用，一方面可弥补刮痧疗法之不足，另一方面还可起到增强疗效的作用。

点揉法具有散瘀止痛、活血通络、解除痉挛等作用，主要用于头面部、腹部、肢体关节部及手足部。

刮痧板的运用

刮痧板是刮痧使用的工具，只有正确地使用刮痧板，才能起到保健治病的作用。刮痧板分为厚面、薄面和棱角。治疗疾病时多用薄面刮拭皮肤，保健多用厚面刮拭皮肤，关节附近穴位和需要点按部位多用棱角刮拭。操作时要掌握好"三度一向"，促使出痧，缩短刺激时间，控制刺激强度，减少局部疼痛，下面详细介绍如何使用刮痧板。

刮拭运板方法

正确的持板方法是用手握着刮痧板，将刮痧板的长边横靠在手掌心部位，大拇指及其他四个手指弯曲，分别握住刮痧板的两侧，刮痧时用手掌心部位施加向下的按压力。刮拭时应单方向刮，不要来回刮。

面刮法

面刮法是最常用、最基本的刮痧方法。手持刮痧板，向刮拭的方向倾斜30～60度，以45度角应用最为广泛。根据部位的需要，将刮痧板的1/2长边或整个长边接触皮肤，自上而下或从内到外均匀地向同一方向直线刮拭。面刮法适用于身体比较平坦部位的经络和穴位。

平刮法

操作方法与面刮法相似，只是刮痧板向刮拭的方向倾斜的角度小于15度，并且向下的渗透力比较大，刮拭速度缓慢。平刮法是诊断和刮拭疼痛区域的常用方法。

推刮法

操作方法与面刮法相似,刮痧板向刮拭的方向倾斜的角度小于45度(面部刮痧小于15度),刮拭的按压力大于平刮法,刮拭的速度也慢于平刮法,每次刮拭的长度要短。推刮法可以发现细小的阳性反应,是诊断和刮拭疼痛区域的常用方法。

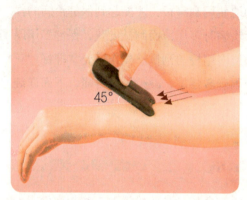

平刮法

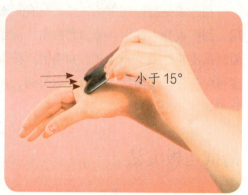

推刮法

单角刮法

用刮痧板的一个角部在穴位处自上而下刮拭,刮痧板向刮拭方向倾斜45度。这种刮拭方法多用于肩部肩贞,胸部膻中、中府、云门,颈部风池。

双角刮法

用刮痧板凹槽处的两角部刮拭,以凹槽部位对准脊椎棘突,凹槽两侧的双角放在脊椎棘突和两侧横突之间的部位,刮痧板向下倾斜45度,自上而下地刮拭,这种刮拭方法常用于脊椎部位的诊断、保健和治疗。

点按法

将刮痧板角部与穴位呈90度角,垂直向下按压,由轻到重,逐渐加力,片刻后迅速抬起,使肌肉复原,多次重复,手法连贯。这种刮拭方法适用于无骨骼的软组织处和骨骼缝隙、凹陷部位,如人中、膝眼。

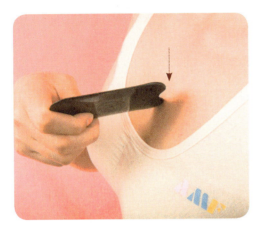

双角刮法

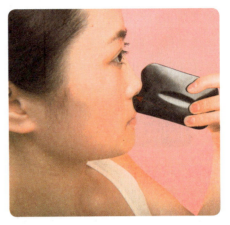

点按法

厉刮法

刮痧板角部与穴区呈90度角,刮痧板始终不离皮肤,并施以一定的压力,做短距离(约1寸长)前后或左右摩擦刮拭。这种刮拭方法适用于头部全息穴区的诊断和治疗。

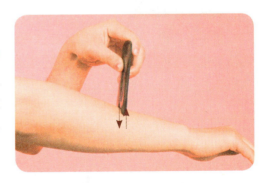

厉刮法

平面按揉法

刮痧板角部的平面以小于20度角按压在穴位上,做柔和、缓慢的旋转运动,刮痧板角部平面始终不离开所接触的皮肤,按揉压力应渗透至皮下组织或肌肉。这种刮拭方法常用于对脏腑有强壮作用的穴位,如合谷、足三里、内关以及手足全息穴区、后颈、背腰部全息穴区中疼痛敏感点的诊断和治疗。

垂直按揉法

将刮痧板的边缘以90度角按压在穴区上,刮痧板始终不离开所接触的皮肤,做柔和的慢速按揉。垂直按揉法适用于骨缝部穴位,以及第2掌骨桡侧全息穴区的诊断和治疗。

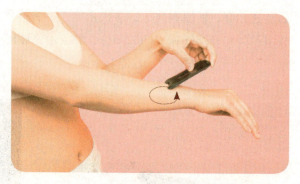

垂直按揉法

提拉法

两手各持一块刮痧板,放在面部一侧,用刮痧板整个长边接触皮肤,刮痧板向刮拭的方向倾斜,倾斜的角度为20～30度,两块刮痧板交替从下向上刮拭,刮拭的按压力渗透到肌肉的深部,以肌肉运动带动皮肤向上提升,边提升边刮拭,向上提升的拉力和向下按压力度相等。提拉法有防止肌肤下垂,运动肌肉,促进肌肉收缩的作用。

梳理经气法

按经络走向,用刮痧板自下而上或自上而下循经刮拭,用力轻柔均匀,平稳和缓,连续不断。一次刮拭面宜长,一般从肘膝关节部位刮至指趾尖。常用于刮痧结束后或保健刮痧时对经络进行整体调理,松弛肌肉,消除疲劳。

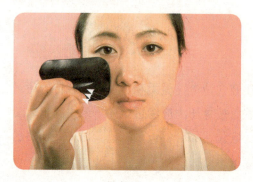

提拉法

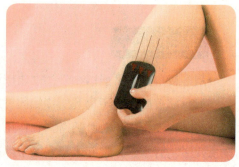

梳理经气法

刮痧的补泻手法

刮痧补泻手法是根据刮拭力量和速度两种因素决定的。在进行治疗时,对不同体质与不同病症者应采用不同的刮痧补泻手法。一般分为三种手法:补法、泻法和平补平泻法。

补法

刮拭按压力小,速度慢,能激发人体正气,使低下的机能恢复旺盛。临床多用于年老、体弱,久病、重病或形体瘦弱之虚证患者。具有以下特点的刮法为补法:

(1)刺激时间短,对皮肤、肌肉、细胞有兴奋作用。
(2)作用时间较长的轻刺激,能活跃器官的生理机能。
(3)刮拭速度较慢。
(4)选择痧痕点数少。
(5)刮拭顺经脉循行方向。
(6)刮拭后加温灸。

泻法

刮拭按压力大,速度快,能疏泄病邪,使亢进的机能恢复正常。临床多用于年轻、体壮,新病、急病或形体壮实的实证患者。具有以下特点的刮法为泻法:

(1)刺激时间长、作用深,对皮肤、肌肉、细胞有抑制作用。
(2)作用时间较短的重刺激,能抑制器官的生理机能。
(3)刮拭速度较快。
(4)选择痧痕点数多。
(5)刮拭逆经脉循行方向。
(6)刮拭后加拔罐。

平补平泻法

平补平泻法亦称平刮法,有三种刮拭手法:第一种为按压力大,速度慢;

第二种为按压力小，速度快；第三种为按压力中等，速度适中。具体应用时可根据患者病情和体质而灵活选用。其中按压力中等，速度适中的手法易于被患者接受。平补平泻法介于补法和泻法之间，常用于正常人保健或虚实兼见证的治疗。

（1）刮拭按压力大，速度慢。

（2）刮拭按压力小，速度快。

（3）刮拭按压力及速度适中。

补泻手法的具体运用

一般都是根据患者的体质和病情确定刮拭手法。但不论何种证型，均应以补刮开始，然后根据体质和部位决定按压力的大小，再逐渐向平刮、泻刮法过渡，使患者有一个适应的过程。虚证型患者以补刮法为主，治疗过程中在补刮的基础上，对主要经络穴位可以短时间运用平刮法，以增强治疗效果。实证型患者可以在泻刮法治疗后，以补刮法收尾；或在治疗结束后，对所治经络采用疏经理气法调补气血。掌握脏腑辨证方法者，可据病情灵活运用，如虚实夹杂型，对经气实的经脉施以泻刮，对经气虚的经脉施以补刮。

刮痧的常用体位

刮痧时对体位的选择，应以医者能够正确取穴，施术方便，患者感到舒适自然，并能持久配合为原则。

仰卧位

被刮拭者面部朝上，平卧于床上，暴露腹部及上肢内侧部。适用于取穴和刮拭头面、胸部、腹部和上肢内侧、前侧、下肢前侧及外侧等部位。

俯卧位

被刮拭者面部朝下，平卧于床上。适用于取穴和刮拭背部、腰骶部和下肢后面及足底部等部位。

第一章 刮痧：传统的绿色疗法

侧卧位

被刮拭者身体侧卧，微微弯曲两膝。适用于取穴和刮拭一侧的面部、肩胛部、四肢的外侧部和胸部肋间隙、背部肋间隙及身体侧面穴位。

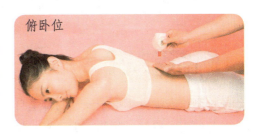

俯卧位

正坐位

被刮拭者正坐于椅子上，适用于取穴和刮拭胸部、肋间的前面、腹部的外侧等部位。

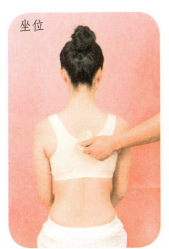

坐位

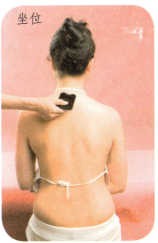

坐位

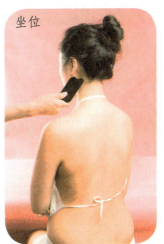

坐位

仰靠坐位

被刮拭者仰坐在椅子上，暴露下颌缘以下、喉骨等部位。适用于取穴和刮拭头面部、颈前及喉骨两旁、胸部肋骨间隙等部位。

俯伏坐位

被刮拭者俯坐于凳上，暴露后背及项部。适用于取穴和刮拭脊柱两侧、头颈的后面、肩胛部、背部、腰骶部以及臀部等部位，检查脊柱两侧时也可采用该体位。

屈肘拱手坐位

被刮拭者端坐于桌子前，两臂呈自然趴状，放于桌子上。适用于取穴和刮拭上肢外侧面、肩部、胸部、头、面、颈项部等部位。

屈肘俯掌坐位

被刮拭者端坐于桌子前，曲肘，双手向下放于桌子上。适用于取穴和刮拭上肢外侧面、手掌背面、胸部、头、面、颈项部等部位。

屈肘俯仰掌坐位

被刮拭者端坐于桌子前，曲肘，双手向上放于桌子上。适用于取穴和刮拭上肢手掌面等部位。

人体各部位的刮拭方法

根据人体各部位的解剖特点选用刮拭方法后，还要根据病症需要决定刮拭顺序。治疗过程中，一部位的经穴刮拭完毕后，再进行另一部位的经穴刮拭。治疗时应使患者体位舒适，有利于配合治疗，尽量减少穿脱衣服的次数。

头部刮痧法

头部有头发覆盖，宜用平补平泻或补法刮拭，不必涂刮痧润滑剂。为增强刮拭效果可使用刮板薄面边缘或刮板角部刮拭，每个部位刮30次左右，刮至头皮有发热感为宜。

太阳穴：太阳穴用刮板角部从前向后或从上向下刮拭。

头部两侧：刮板竖放在头维至下鬓角处，沿耳上发际向后下方刮至后发际处。

头顶部：以百会为界，向前额发际处或从前额发际处向百会处，由左至右依次刮拭。

后头部：从百会向下刮至后颈部发际处，从左至右依次刮拭。风池处可用刮板角部刮拭。

头部也可采取以百会为中心，向四周呈放射状刮拭。

全息穴区：额顶带从前向后或从后向前刮拭。顶枕带及枕下旁带从上向下刮拭。顶颈前斜带或顶颈后斜带及额后斜带从上向下刮拭。额中带、额旁带治疗呈上下刮拭，保健上下或左右方向刮拭均可。全息穴区的刮拭采用厉刮法。

经常刮拭头部，有改善头部血液循环、疏通全身阳气之功效，可预防和治疗脑栓塞、脑血管意外后遗症、神经衰弱、感冒、头痛、眩晕、记忆力减退、高血压、头发早白、脱发等。

刮拭头部时，宜双手配合，一手扶持被刮者头部，一手刮拭，以保护头部稳定和安全。如果刮拭时有局部痛、酸、胀、麻等感觉，是正常现象，坚持刮拭即可消失。

颈部刮痧法

刮拭颈部正中线（督脉颈部循行部分）：从哑门穴开始至大椎穴。刮拭颈部两侧到肩上：从风池穴开始至肩井、巨骨穴，经过的穴位包括肩中俞、肩外俞、秉风等。

经常刮拭颈部，具有育阴潜阳，补益人体正气，防治疾病的作用。可主治颈、项病症，如颈椎病，也可治疗头部、眼睛、咽喉等病症，如头痛、近视、感冒、咽炎等。

刮痧时注意保护颈椎。在刮至第7颈椎大椎穴处，用力要轻柔（用补法），不可用力过重。如患者颈椎棘突突出，也可用刮板棱角点按在两棘突之间刮拭。手法力量要重，频率要慢。在刮颈两侧到肩上时，中途不要停顿，尽量拉长刮拭，即从风池一直刮到肩井附近。颈部到胸上肌肉较丰富，用力可稍重，一般用平补平泻手法较多，即用力重、频率慢的手法。

面部刮痧法

面部由内向外按肌肉走向刮拭。前额部：前额由前正中线分开，两侧分别由内向外刮拭，包括前发际与眉毛之间的皮肤。经过的穴位有印堂、丝竹空、攒竹、阳白等，主要涉及足太阳膀胱经、足少阳胆经。两颧部：分别由内向外刮拭，主要区域为：承泣至巨髎，迎香至耳门、耳宫的区域，经过的穴位有承泣、四白、颧髎、巨髎、下关、听宫、听会、耳门等。涉及的经络为足阳明胃经、手少阳三焦经、足少阳胆经等。下颌部：以承浆为中心，分别由内向外刮拭，主要穴位有承浆、地仓、大迎、颊车等，涉及的经络是足阳明胃经。

经常刮拭面部，具有养颜、美容、祛斑、防衰老的功效。适用于耳病、眼病、鼻病、面瘫、口腔疾病、雀斑、痤疮等。

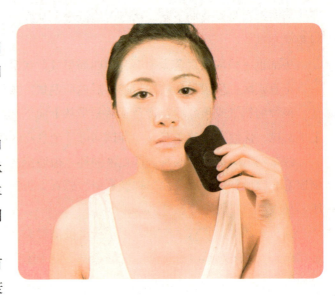

面部出痧影响美观，因此手法须轻柔，忌用重力大面积刮拭。眼、口腔、耳、鼻病的治疗须经本人同意，才可刮出痧。刮拭时的按力、方向、角度、次数均以刮拭方便和病患局部能耐受为准则。

背部刮痧法

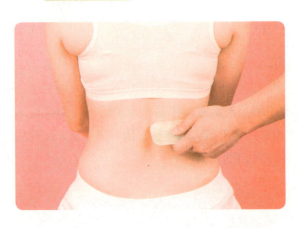

背部由上向下刮拭。一般先刮后背正中线的督脉，再刮两侧的膀胱经和夹脊。肩部应从颈部分别向两侧肩峰处刮拭。用全息刮痧法时，先对穴区内督脉及两侧膀胱经附近的敏感压痛点采用局部按揉法，再从上向下刮拭穴区内的经脉。

经常刮拭背腰部，有调整脏腑、平衡阴阳、扶正祛邪的作用。刮拭心俞可治疗心脏疾病，如冠心病、心绞痛、心肌梗死、心律失常等，刮拭大肠俞可治疗黄疸、胆囊炎、胆道蛔虫、急慢性肝炎等。

刮拭背腰部手法宜用平补平泻，可视患者体质、病情而定。刮背部正中线时，不可用力过大，以免伤及脊椎。身体瘦弱、脊椎棘突突出者，可由上而下用刮板棱角点按两棘突之间刮拭。

胸部刮痧法

胸部正中线任脉从天突经膻中至鸠尾上，从上向下刮。用力应轻柔，不可用力过大。胸部两侧以身体前正中线任脉为界，分别向左右（先左后右）用刮板整个边缘由内向外沿肋骨走向刮拭，注意隔过乳头部位。中府处宜用刮板角部从上向下刮拭。一般采用平补平泻法或补法。

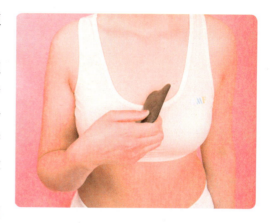

刮拭胸部可治疗心、肺疾病，如冠心病、心律不齐、心绞痛、支气管哮喘、慢性支气管炎、肺气肿等。另外，可治疗和预防妇女乳腺小叶增生、乳腺炎、乳腺癌等。

刮拭胸部两侧时，对久病、体弱、胸部肌肉瘦削的患者，可用刮板棱角沿两肋间隙之间刮拭。

腹部刮痧法

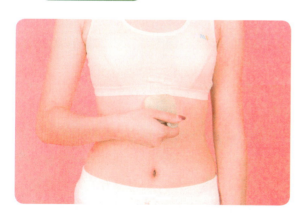

腹部由上向下刮拭，可用刮板的整个边缘或1/3边缘，自左侧依次向右侧刮。有内脏下垂者，应由下向上刮拭。

刮拭腹部可治疗胃痛、呕吐、消化不良、胃与十二指肠溃疡、胆囊炎、慢性肝炎、慢性肾炎、前列腺炎、便秘、泄泻、月经失调、卵巢囊肿、更年期综合征、不孕症等病症。

要注意的是，胃出血、肝硬化腹水、腹部新近手术、肠穿孔等患者禁刮腹部。另外，饭后半小时、空腹时禁在腹部刮拭。

四肢刮痧法

四肢由近端向远端刮拭,关节骨骼凸起部位应顺势减轻力度,下肢静脉曲张及下肢浮肿者,应从肢体末端向近端刮拭。

刮拭四肢肘、膝以下穴位可主治全身疾病,刮拭主要循行在上臂的手太阴肺经可主治肺脏病症,刮拭下肢部的足阳明胃经可主治消化系统病症。另外,刮拭四肢经络可促进血液循环,有效预防疾病,并能清除体内毒素,起到"防患于未然"的作用。

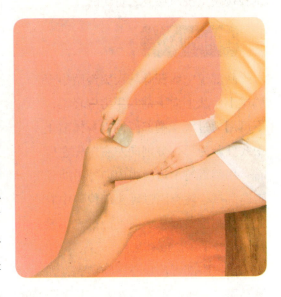

刮拭四肢时,应尽量拉长,中间不要停顿,关节部位不可强力重刮。四肢皮下不明原因的包块、感染病灶、皮肤破溃、痣瘤等处,应避开刮拭;如四肢有急性骨关节创伤、挫伤之处,不宜刮痧。

刮拭要领及技巧

按压力要适中

刮痧时除向刮拭方向用力外,更重要的是要有对肌肤向下的按压力,因为经脉和全息穴区在人体有一定的深度,需使刮拭的作用力传导到深层组织,才有治疗作用。刮板作用力透及的深度应达到皮下组织或肌肉,如作用力大,可达到骨骼。刮痧最忌不使用按力,仅在皮肤表面摩擦,这种刮法不但没有治疗效果,还会因反复摩擦形成表皮水肿。但并不是按压力越大越好,人的体质、病情不同,治疗时按压力也应不同。各部位的局部解剖结构不同,所能承受的按压力强度也不相同,在骨骼凸起部位的按压力应较其他部位适当减轻,强度大小可根据患者体质、病情及承受能力决定。正确的刮拭手法,应始终保持一定的按压力。

速度应均匀、平稳

刮拭速度决定舒适度以及对组织的刺激强度。速度越慢疼痛越轻，刮拭速度过快会增加疼痛，也不能发现阳性反应，从而无法进行阳性反应诊断，更不能使刮痧的渗透力达到病所，产生刮痧疗效。每次刮拭应速度均匀，力度平稳，切忌快速，或忽快忽慢、忽轻忽重、头轻尾重和头重尾轻。这样可以减轻疼痛，利于诊断和消除阳性反应，产生疗效。

点、面、线相结合

点即穴位，穴位是人体脏腑经络之气输注于体表的部位。面即指刮痧治疗时刮板边缘接触皮肤的部分，约有1寸宽。这个面，在经络来说是其皮部；在全息穴区来说，即为其穴区。线即指经脉，是经络系统中的主干线，循行于体表并连及深部。点、面、线相结合的刮拭方法，是在疏通经脉的同时，加强重点穴位的刺激，并掌握一定的刮拭宽度。因为刮拭的范围在经脉皮部的范围之内，经脉线就在皮部范围之下，刮拭有一定的宽度，便于准确地包含经络，而对全息穴区的刮拭，更是具有一定面积的区域。刮痧法，以疏通调整经络为主，重点穴位加强为辅。经络、穴位相比较，重在经络，刮拭时重点是找准经络，宁失其穴，不失其经。只要经络的位置准确，穴位就在其中。点、面、线相结合的方法是刮痧的特点，也是刮痧简便易学、疗效显著的原因之一。

长度要适宜

在刮拭经络时，应有一定的刮拭长度，约8～15厘米，如需要治疗的经脉较长，可分段刮拭。重点穴位的刮拭除凹陷部位外，也应有一定长度。一般以穴位为中心，上下总长度8～15厘米，在穴位处重点用力。在刮拭过程中，一般需一个部位刮拭完毕后，再刮拭另一个部位。遇到病变反应较严重的经穴或穴区，刮拭反应较大时，为缓解疼痛，可先刮拭其他经穴处。让此处稍事休息后，再继续治疗。

顺序方向有讲究

整体刮拭的顺序是自上向下，先头部、背、腰部或胸、腹部，后四肢。背、腰部及胸、腹部可根据病情决定刮拭的先后顺序。每个部位一般先刮阳经，再刮阴经，先刮拭身体左侧，再刮拭身体右侧。

时间掌控好

一般每个部位刮3~5分钟，最长不超过20分钟。还应根据患者的年龄、体质、病情、病程以及刮痧的施术部位而灵活掌握刮拭时间。对于一些不出痧或出痧少的患者，不可强求出痧，以感到舒服为原则。刮痧次数一般是第一次刮完等3~5天，痧退后再进行第二次刮治。出痧后1~2天，皮肤可能轻度疼痛、发痒，这些反应属正常现象。

刮痧后的人体反应

正常反应

由于个体的差异，刮痧后皮肤表面出现红、紫、黑斑或疱的现象，临床上称为"出痧"，是一种正常刮痧治疗反应，数天即可自行消失，毋须做特殊处理。刮痧，尤其是出痧后1~2天出现被刮拭的皮肤部位轻度疼痛、发痒、虫行感，自感体表冒冷、热气，皮肤表面出现风疹样变化等情况，均是正常现象。

晕刮

如在刮痧过程中，患者出现头晕、目眩、心慌、出冷汗、面色苍白、四肢发冷、恶心欲吐或神昏仆倒等晕刮现象，应及时停止刮拭，迅速让患者平卧，取头低脚高体位。让患者饮用一杯温糖水，并注意保温。迅速用刮痧板刮拭患者百会（重刮）、人中（棱角轻刮）、内关（重刮）、足三里（重刮）、涌泉（重刮），静卧片刻即可恢复。

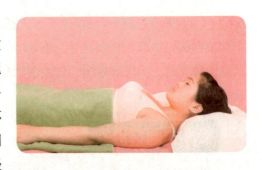

对于晕刮应注意预防

对初次接受刮痧治疗、精神过度紧张或身体虚弱者，应做好解释工作，消除患者对刮痧的顾虑，同时手法要轻。若感觉饥饿、疲劳、大渴时，不要刮痧，应先进食、休息、饮水后再予刮拭。医者在刮痧过程中要精神专注，随时注意患者的神色，询问患者的感受，一旦有不适情况应及时纠正或及早采取处理措施，防患于未然。

刮痧的注意事项

刮痧治疗和保健时若需要暴露患者皮肤，应注意室内保暖，尤其是在冬季应避寒冷与风口。若在冬季或暴露皮肤不便时，可隔单衣采用刮法、揉法、点法、按法等手法进行保健。夏季刮痧时，应回避风扇和空调直接吹暴露皮肤之刮拭部位。

刮痧出痧后3小时以内忌洗凉水澡。

体弱年迈、儿童、特别紧张怕痛的患者应用补法，宜轻手法刮拭或用按法、揉法、推法、擦法等手法。随时注意观察患者的面色表情及全身情况，以便及时发现和处理意外情况。

病情重、病灶深但体质好或疼痛性疾病患者，宜用泻法或平补平泻法刮拭。病情轻、病灶浅但体质较差的患者，宜用补法刮拭。冬季或天气寒冷时刮痧操作时间宜稍长，夏季或天气炎热时则刮痧操作时间宜缩短。

前一次刮痧部位的痧斑未退之前，不宜在原处进行再次刮拭出痧。再次刮痧时间需间隔3～6天，以皮肤上痧退为标准。

肌肉丰满处（如背部、臀部、胸部、腹部、四肢）可用刮痧板的边（薄边、厚边均可）进行施术，如用刮法、边揉法等手法或用棱角进行点、按、推等手法。对一些关节处、手脚指部、头面部等肌肉较少、凹凸较多处宜用刮痧板棱角进行如点、按等手法。

专家答疑

刮痧时不出痧是什么原因?

从中医来讲,泻法主要针对实证,把身体多余的能量、毒素通过刮痧等方式加快排泄出体外。刮痧主要是以治病为主,其次才是保健作用。如果过度使用泻法,有可能使人更加疲惫,甚至还可能加重疾病。现在很多人会自行刮痧,但有的人一刮就出痧,有的人皮肤都刮破了也没有痧出来,这到底是为什么呢?

中医专家解释说,不出痧不是因为刮的力量不够,而是体质偏虚,气血不够充盛,顶不出痧来。刮痧、放血都比较适于治疗实性体质的人和实性的疾病,比如嗓子疼、扁桃体发炎化脓等。刮出的痧、放出的血,其实是自己的气血宣透了出来,随着宣透也把病邪带了出来。

中医讲"久病无实""久病必虚"。慢性病一般会导致气血不足,需要用补的办法,穴位贴或是艾灸使用的药物都是温热的,再选择有补益作用的穴位,效果和吃补药类似。而急性病很多属于气血瘀滞,可以通过放血、刮痧等办法,通过激化矛盾祛邪。

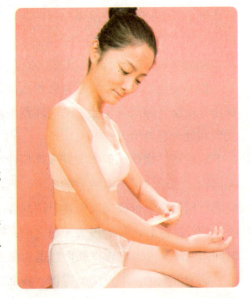

如果治疗头疼时刮不出痧,可以试试用吹风机里的热风对着脖子后面吹吹,人体和受风有关的穴位都在那个部位,吹热风有散风的效果。

因此,刮痧时不出痧,切不要着急,更不要过久、过重刮痧以致出痧才罢休。

刮痧如何掌握好刺激度?

刮痧要注意掌握好刺激度。刮痧操作简便,适用范围广泛。正确的刮痧,可活血化瘀、祛湿除邪等。然而专家表示，不正确的刮痧，会使被刮拭者出现身体不适症状，或者加重原有病情，因此在刮痧时一定要掌握好刺激度。

刮痧疗法和针灸、按摩等方法是一样的，都是对人体穴位进行刺激，只不过使用的工具不同而已。患者在刮痧过程中也可能出现不适症状。此时，应迅速停止刮痧，让患者平卧，并喝点温开水或温糖水，休息片刻，很快会好转，若不奏效，可迅速用刮痧板刮拭患者百会、人中、内关、足三里、涌泉急救。

刮痧是越痛越黑越好吗?

需注意的是，刮痧并不是越痛越黑越好。刮痧是中医疗法的一种，通过刮痧可调整机体阴阳平衡，提高机体免疫力和抗病能力，还能解表祛邪、开窍醒脑、舒筋通络、行气活血、祛湿化浊等。

刮痧是以中医皮部理论为基础，用器具（牛角、玉石、火罐）等在皮肤相关部位刮拭，以达到疏通经络、活血化瘀之目的。但值得注意的是，很多人以为刮痧一定是感觉到疼痛难忍、刮得惨不忍睹才是最高境界。其实这是错误观点，刮痧并非愈痛愈有效，也不是刮得又黑又紫才好。其实，刮拭部位出痧后呈现微红色或紫红色就可以停止。刮痧部位、力度等若掌握不当，只片面追求出痧的颜色，不仅无效，还会造成皮肉损伤。

刮痧是刮的血印子越多越好吗?

一般来说，有问题的部位刮痧才会较痛且很慢才出现红痧，褪色速度也慢，而正常部位红得快褪色也快。另外，刮痧部位、力道若不对，出现的皮肤红紫是微血管破裂的现象，不仅无效，还可能造成皮肉之伤。

无论是否为穴位经络部位，只要重复拍打、按压，就会产生疼痛。不健康的部位刮起来会感到不平滑，痛也只是"普通的痛"。

刮痧后喝什么水利于保健养生?

在家刮痧，出痧以后喝一杯温开水，最好是淡盐水或者淡糖水。人体在刮痧过程中损失了一些津液，喝盐水和糖水一方面能够补充津液，另一方面能够加速身体的新陈代谢，促进体内废物的排出，从而加强刮痧的功效。

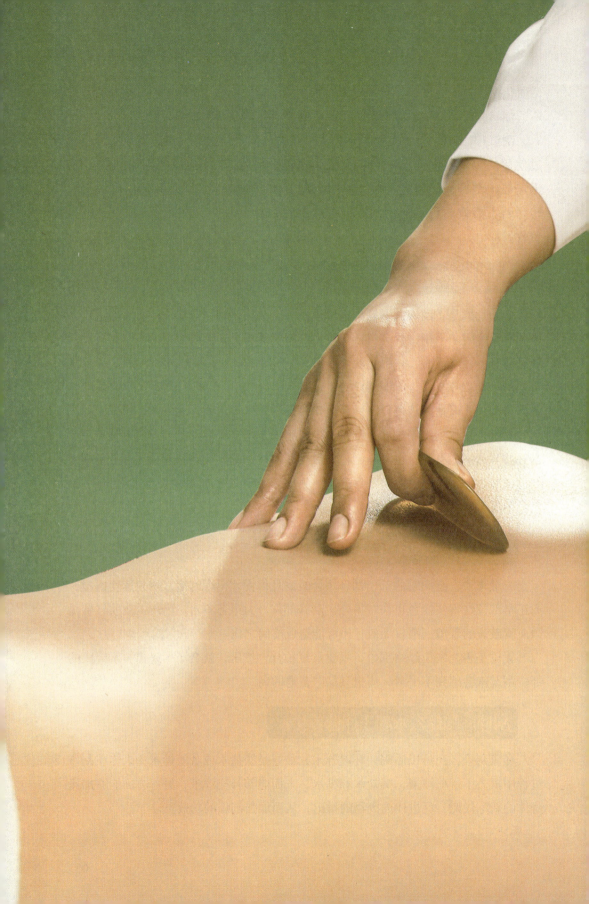

PART 2

日常保健刮痧：身体康健少生病

健脑益智刮：大脑清，记得牢

中医认为"脑为元神之府"。脑是精髓和神明高度汇聚之处，人之视觉、听觉、嗅觉、感觉、思维记忆力等，都是由于脑的作用。脑是人体极其重要的器官，是生命要害之所在。大脑清醒、思维活跃、精力充沛是人人都希望的。刮拭头部的经穴，不仅能改善头部血液循环，益智健脑，延缓大脑衰老；还能调整和增强五脏六腑的功能以及中枢神经系统的功能，畅达全身阳气。

刮拭部位

百会： 前发际正中直上5寸，头顶正中心。
四神聪： 头顶部，百会前后左右各1寸，共四穴。
头维： 额角发际直上0.5寸，头正中线旁开4.5寸。
风池： 枕骨之下，胸锁乳突肌上端与斜方肌上端之间的凹陷中。

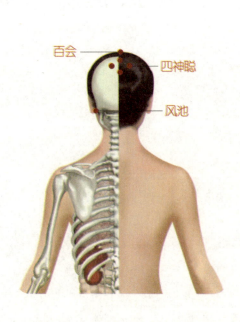
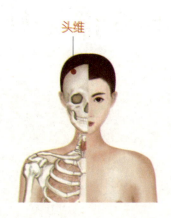

选穴分析

百会： 诸阳之会穴，其络入脑，可清头目、宁神志。
四神聪： 经外奇穴，可改善头顶部气血循行。
头维： 足阳明胃经腧穴，可行气活血。
风池： 足少阳胆经腧穴，可散风泄热。

刮拭方法

用面刮法从头顶部百会向前刮至发际处。
从百会向下刮后头部。
用单角刮法刮拭百会、头维、四神聪、风池。

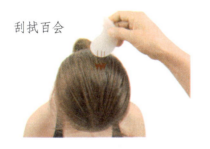

刮拭百会

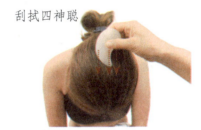

刮拭四神聪

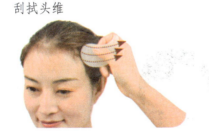

刮拭头维

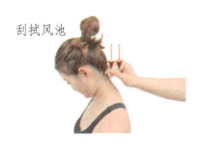

刮拭风池

刮拭提醒

头部刮痧宜每日进行1~2次。刮拭时要有向头皮下的按压力，但患有动脉硬化或糖尿病者，按压力要适当减小。最好在早晨或大脑疲劳时进行刮拭，不宜在临睡前刮拭，以免增加神经兴奋，不易入睡。刮拭时应注意寻找并消除疼痛、结节等阳性反应，保健效果更好。

保护视力刮：眼睛亮，有精神

中医认为，眼乃脏腑先天之精所成，为脏腑后天之精所养。过于激动，过于忧郁，过于生气，过于劳心费神都会引起体内阴阳失调，脏腑功能紊乱，气血失和，经络阻滞。眼营养渠道不畅通，目失所养，晶体弹性降低，近视随之出现。刮痧通过疏通眼部周围的经脉气血，缓解眼疲劳、眼干涩，调节视力，预防眼部疾患。

刮拭部位

- **攒竹**：眉头凹陷中，额切迹处。
- **睛明**：目内眦内上方眶内侧壁凹陷中。
- **鱼腰**：瞳孔直上，眉毛中。
- **瞳子髎**：目外眦外侧0.5寸凹陷中。
- **承泣**：眼球与眶下缘之间，瞳孔直下。
- **四白**：瞳孔直下，颧骨上方凹陷中。
- **太阳**：眉梢与目外眦之间，向后约1横指的凹陷中。

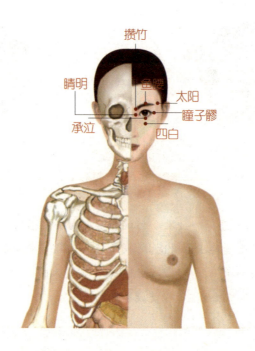

第二章 日常保健刮痧：身体康健少生病

选穴分析

攒竹、睛明： 可疏调局部经气，调节眼部气血。
瞳子髎、承泣： 治疗眼疾有效穴。
鱼腰： 经外奇穴，可疏风通络。
四白： 足阳明胃经腧穴，可通经活络。
太阳： 经外奇穴，可疏通局部气血。

刮拭方法

放松身体，在刮痧板边缘涂抹适量美容刮痧乳，用垂直按揉法按揉攒竹、睛明。

用平面按揉法依次按揉瞳子髎、鱼腰、承泣、四白、太阳。

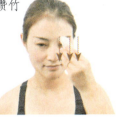

刮拭攒竹

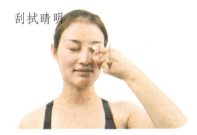

刮拭睛明

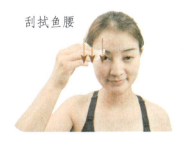

刮拭鱼腰

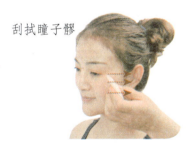

刮拭瞳子髎

刮拭提醒

刮拭时刮到局部微热，此时保健效果最好。宜每天刮拭1～2次。注意，刮痧时不要让刮痧乳进入眼内。

畅通血脉刮：气血足，体安康

血脉指人体内流通血液的脉络。血脉的健康关乎全身的新陈代谢。血脉不畅甚至瘀塞不通，会导致心脑血管病及其他多种疾病的发生，严重影响人体健康。中医认为，心主血脉，肝藏血，脾统血，内至五脏六腑，外到皮肉筋骨，都依赖血液的滋养才能维持正常的生理活动。"气为血之帅，血为气之母"，气血运行正常是人体生命的根本保证。刮拭胸背部及四肢相关穴位，可保持血脉的通畅，活血化瘀、益气养血，维护血脉的正常运行。

刮拭部位

心俞： 第5胸椎棘突下，后正中线旁开1.5寸。
肝俞： 第9胸椎棘突下，后正中线旁开1.5寸。
脾俞： 第11胸椎棘突下，后正中线旁开1.5寸。
中府： 横平第1肋间隙，锁骨下窝外侧，前正中线旁开6寸。
膻中： 平第4肋间，前正中线上。
巨阙： 脐中上6寸，前正中线上。
少海： 横平肘横纹，肱骨内上髁前缘。
曲泽： 肘横纹上，肱二头肌腱的尺侧缘凹陷中。
尺泽： 肘横纹上，肱二头肌腱的桡侧缘凹陷中。
委阳： 腘横纹上，股二头肌腱的内侧缘。
委中： 膝后区，腘横纹中点。
血海： 髌底内侧端上2寸，股内侧肌隆起处。
阴谷： 腘横纹上，半腱肌肌腱外侧缘。

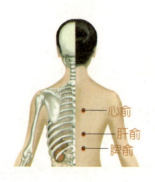

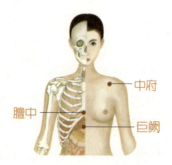

第二章　日常保健刮痧：身体康健少生病

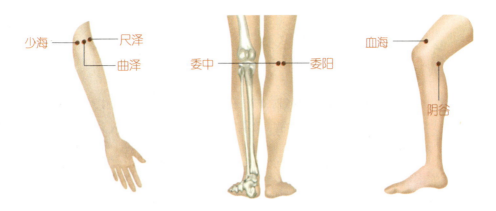

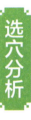

选穴分析

心俞、肝俞、脾俞： 膀胱经腧穴，又分别为心、肝、脾的背俞穴，可益气养血。

中府： 手太阴肺经的募穴，脾、胃、肺合气于此穴，可补气健脾。

膻中： 心包之募穴，可利上焦、宽胸膈。

巨阙： 心之募穴，可益气、养心血。

少海： 手少阴心经合穴，可理气通络、益心安神。

曲泽： 手厥阴心包经腧穴，可舒筋活血。

尺泽： 手太阴肺经腧穴，可清宣肺气、泻火降逆。

血海： 足太阴脾经腧穴，可气血双补。

委阳、阴谷、委中： 疏通足太阳膀胱经，对腰部、肾脏和生殖器官起到调节作用。

刮拭方法

用面刮法自上而下刮拭背部双侧肺俞、心俞、肝俞。
用单角刮法从上向下刮拭胸部膻中、巨阙，及双侧中府。
用面刮法刮拭上肢肘窝曲泽、尺泽、少海。
用面刮法从上向下刮拭下肢血海。
用面刮法刮拭下肢膝窝部经穴委阳、委中、阴谷。

刮拭提醒

经常刮拭胸背部及四肢等处穴位，无论是否出痧，都有助于血脉的畅通与运行，是很好的保健血脉的方法。

益气润肺刮：呼吸好，身轻松

肺，位于胸中，上通喉咙，左右各一，在人体脏腑中位置最高，故称为华盖。因肺叶娇嫩，不耐寒热，易被邪侵，故又称"娇脏"。肺为魄之处，气之主，在五行属金。肺功能正常，机体的抗病能力就强，精力充沛，呼吸功能良好，不易感冒，皮肤滋润，二便排泄正常。肺功能减弱，则气短乏力，自汗畏风，面色淡白，皮肤干燥，口燥咽干，形体消瘦，排便不畅。刮拭背部及四肢相关穴位，可益气养肺，维护和促进肺的生理功能，延缓呼吸器官的衰老，改善呼吸系统亚健康的症状。

刮拭部位

肺俞： 第3胸椎棘突下，后正中线旁开1.5寸。

魄户： 第3胸椎棘突下，后正中线旁开3寸。

大肠俞： 第4腰椎棘突下，后正中线旁开1.5寸。

尺泽： 肘横纹上，肱二头肌腱桡侧缘凹陷中。

少商： 拇指末节桡侧，距指甲角0.1寸。

偏历： 腕背侧远端横纹上3寸，阳溪与曲池连线上。

合谷： 第2掌骨桡侧的中点处。

列缺： 腕掌侧远端横纹上1.5寸，拇短伸肌腱与拇长展肌腱之间，拇长展肌腱沟的凹陷中。

太渊： 腕掌横纹桡侧端，桡动脉的桡侧凹陷中。

曲池： 尺泽与肱骨外上髁连线中点凹陷中。

商阳： 食指末节桡侧，指甲根角侧上方0.1寸。

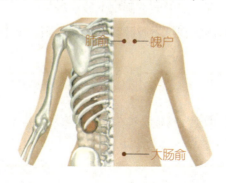

第二章 日常保健刮痧：身体康健少生病

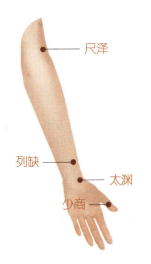
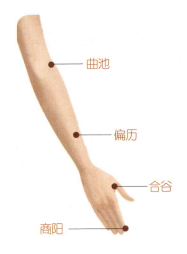

选穴分析

肺俞、魄户、大肠俞： 膀胱经腧穴，可宣肺祛风。
尺泽、少商、列缺、太渊： 手太阴肺经腧穴，可肃肺降气止咳。
曲池、偏历、合谷、商阳： 手阳明大肠经腧穴，曲池又为合穴，偏历又为络穴，合谷又为原穴，商阳又为井穴，可清热宣肺。

刮拭方法

用面刮法自上而下刮拭背部双肺俞、魄户、大肠俞。
用面刮法从肘窝尺泽刮拭至手大拇指少商。
用面刮法重点刮拭偏历、列缺、太渊、合谷。
用面刮法从上向下刮拭肘关节曲池至食指商阳。

刮拭提醒

刮拭肺俞及其他相关部位常出现密集的深色痧斑、刺痛感或结节，均提示肺脏气血瘀滞程度较重，为重度亚健康状态，需警惕疾病倾向，及时刮痧治疗，必要时去医院进一步检查、确诊，预防和治疗肺脏疾病。

养胃健脾刮：消化好，身体棒

中医认为，饮食经脾、胃消化吸收后，依赖于脾的运化功能，才能将水谷转化为精微物质，并依赖于脾的转输和散精功能，才能将水谷精微布散于全身，从而使五脏六腑、四肢百骸等各个组织、器官得到充足的营养，以维持人体正常的生理功能。胃的主要生理功能是受纳和腐熟水谷，胃的运动特点是主通降，胃的特性是喜润恶燥。若脾胃功能正常，则食欲良好，大便规律，身轻体健，口唇红润丰满。若脾胃功能减弱，则出现食欲不振、腹胀、便溏、消化不良，以至倦怠、消瘦等。刮拭背部、腹部及下肢相关穴位，可以促进消化系统的生理功能，延缓脾胃的衰老，改善脾胃的亚健康症状。

刮拭部位

脾俞： 第11胸椎棘突下，后正中线旁开1.5寸。
胃俞： 第12胸椎棘突下，后正中线旁开1.5寸。
意舍： 第11胸椎棘突下，后正中线旁开3寸。
胃仓： 第12胸椎棘突下，后正中线旁开3寸。
章门： 第11肋游离端的下际。
中脘： 脐中上4寸，前正中线上。
阴陵泉： 胫骨内侧髁下缘与胫骨内侧缘之间的凹陷中。
三阴交： 内踝尖上3寸，胫骨内侧缘后际。
足三里： 犊鼻下3寸，犊鼻与解溪连线上。
丰隆： 外踝尖上8寸，胫骨前肌外缘。

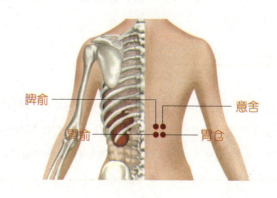

第二章 日常保健刮痧：身体康健少生病

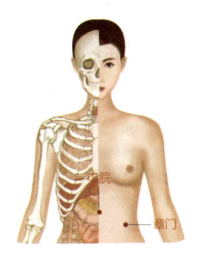
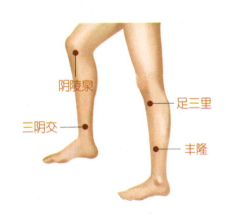

选穴分析

脾俞、胃俞、意舍、胃仓： 膀胱经腧穴，脾俞可补脾胃、益后天，胃俞可健脾和胃，意舍可利肝胆、清湿热，胃仓可理气和胃。

章门： 足厥阴肝经腧穴，脾之募穴，八会穴之脏会，可疏肝健脾。

中脘： 任脉腧穴，又为胃之募，腑之会，可补中气。

阴陵泉、三阴交： 足太阴脾经腧穴，阴陵泉为脾经合穴，三阴交为肝、脾、肾三脏之交会穴，可疏调气机、健脾养胃。

足三里、丰隆： 足阳明胃经腧穴，足三里可调理脾胃，丰隆可健脾和胃。

刮拭方法

用面刮法从上向下刮双侧脾俞、意舍、胃俞、胃仓。
用面刮法从上向下刮腹部中脘及双侧章门。
用面刮法从上向下刮拭下肢阴陵泉、足三里、丰隆、三阴交。

刮拭提醒

刮拭时，动作要慢，寻找并刮拭疼痛或结节的部位。

疏肝利胆刮：心气顺，百病除

肝脏是人体内以代谢功能为主的一个器官，并在身体里起着去氧化，储存肝糖，分泌蛋白质的合成等作用。胆附于肝之短叶间，与肝相连，主要功能为储存和排泄胆汁，并参与食物的消化。肝和胆又有经脉相互络属，互为表里，功能正常则眼睛明亮，脊椎、四肢灵活有力；功能失调则头晕目眩，耳鸣耳聋，烦躁易怒，口苦尿黄，双目干涩，失眠健忘。刮拭胸背部及下肢相关穴位，可以调畅全身气机，促进血脉通畅，维持和促进消化系统的生理功能，延缓肝胆的衰老。

刮拭部位

肝俞：第9胸椎棘突下，后正中线旁开1.5寸。
胆俞：第10胸椎棘突下，后正中线旁开1.5寸。
期门：乳头直下，第6肋间隙，前正中线旁开4寸。
日月：第7肋间隙，前正中线旁开4寸。
曲泉：腘横纹内侧端，半腱肌肌腱内缘凹陷中。
阳陵泉：腓骨头前下方凹陷中。
光明：外踝尖上5寸，腓骨前缘。
大敦：大趾末节外侧，趾甲根角侧后方0.1寸（指寸）。

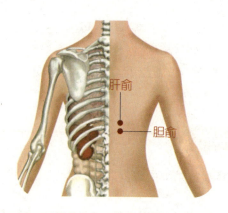
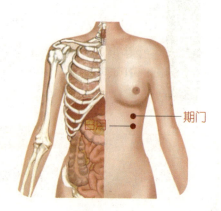

第二章 日常保健刮痧：身体康健少生病

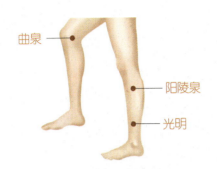
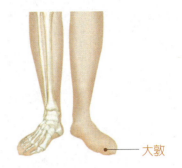

选穴分析

肝俞、胆俞： 膀胱经腧穴，二穴配伍可养肝护肝、疏肝利胆。
期门： 足厥阴肝经腧穴，又为肝之募穴，可疏肝清热、降逆止痛。
日月： 胆之募穴，可调治本腑。
曲泉： 足厥阴肝经的合穴，可清肝火、祛湿热。
阳陵泉： 足少阳胆经的上合穴，又是八会穴之筋会，善治胆腑病证。
光明： 足少阳胆经之络穴，可调补肝胆。
大敦： 足厥阴肝经之井穴，可理气调肝。

刮拭方法

用面刮法从上向下刮拭背部双侧肝俞、胆俞。
用面刮法从里向外刮拭胸腹部期门、日月。
用面刮法从上向下刮拭下肢曲泉、阳陵泉、光明、大敦。

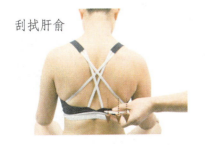

刮拭肝俞

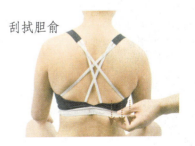

刮拭胆俞

刮拭提醒

刮拭时动作要慢，寻找并刮拭疼痛或结节的部位。

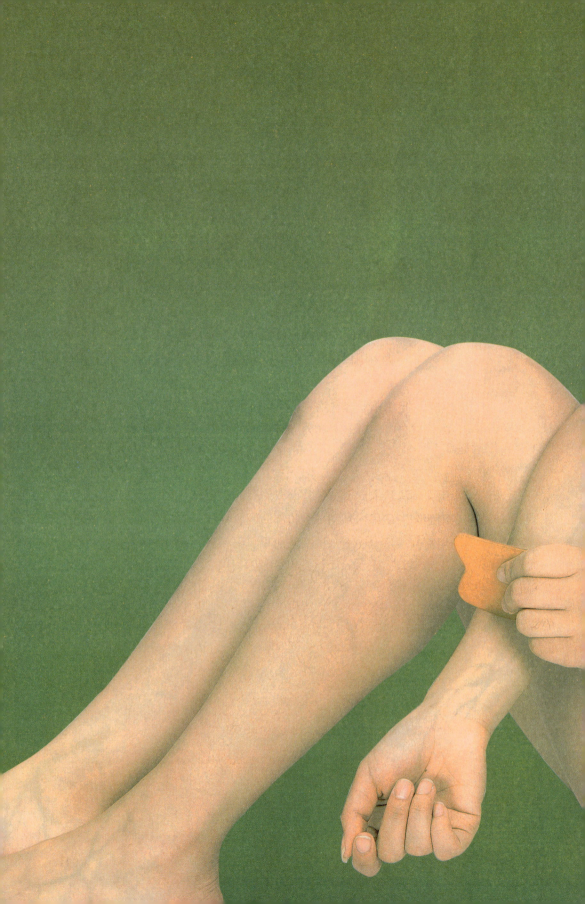

刮除大隐患：常见病症刮痧疗法

感冒

感冒是呼吸道常见疾病，四季均可发生。主要因患者免疫功能下降，卫外功能减弱而导致风寒、风热、暑湿外感。常见有头痛、四肢酸痛、发热、畏寒、乏力、鼻塞、流涕、咳嗽，部分患者还伴有食欲差、恶心、腹泻、呕吐等症状。中医认为，此病是因外邪侵袭卫表，机体正气不足，卫表不固致外邪内侵所致。用刮痧疗法能够宣通肺气、发散表邪、舒缓筋脉，驱赶走身体的风寒、暑湿，感冒便可快速治愈。

刮拭部位

风池： 枕骨之下，胸锁乳突肌上端与斜方肌上端之间的凹陷中。
大椎： 第7颈椎棘突下凹陷中，后正中线上。
风门： 第2胸椎棘突下，后正中线旁开1.5寸。
肺俞： 第3胸椎棘突下，后正中线旁开1.5寸。
列缺： 腕掌侧远端横纹上1.5寸，拇短伸肌腱与拇长展肌腱之间，拇长展肌腱沟的凹陷中。

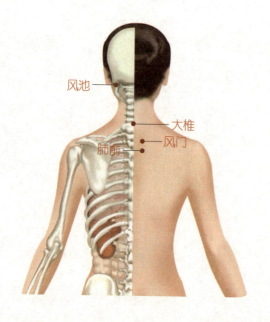
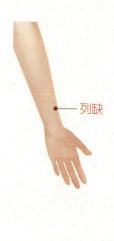

第三章 刮除大隐患：常见病症刮痧疗法

选穴分析

风池： 足少阳胆经腧穴，为足少阳经与阳维脉之会，阳气交会于此，故本穴可发散风邪、祛除表邪。

大椎： 督脉腧穴，可疏调太阳之气，故本穴可除寒散邪、调和营卫。

风门： 膀胱经腧穴，可泄诸阳之热邪，散一切之风邪。

肺俞： 肺之背俞穴，可宣肺祛风。

列缺： 手太阴肺经腧穴，可肃肺降气止咳。

刮拭方法

用单角刮法自上而下刮拭风池。

用面刮法自上而下刮拭大椎，至出痧为度。

用面刮法自上而下刮拭风门，至出痧为度。

用面刮法自上而下刮拭肺俞，至出痧为度。

用单角刮法自上而下刮拭列缺，至出痧为度。

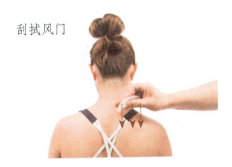

刮拭风门

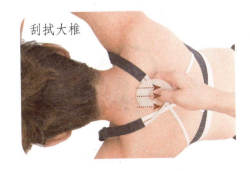

刮拭大椎

刮拭提醒

在需刮痧部位先涂抹适量刮痧油。对感冒较轻者，刮拭一次即可。对感冒较重或缠绵不愈者，可多刮几次，直至症状全部消失（出痧重者，待痧退后再刮拭；出痧少或无痧者，可每日或隔日刮拭一次）。

咳嗽

咳嗽是机体对侵入气道的病邪的一种保护性反应。古人以有声无痰谓之咳,有痰无声谓之嗽。临床上二者常并见,通称为咳嗽。根据发作时特点及伴随症状的不同,一般分为风寒咳嗽、风热咳嗽及风燥咳嗽3型。中医认为,咳嗽的病位在肺,由于肺失宣降,肺气上逆,肺气宣降功能失常所致。刮拭相关穴位,可通其经脉,宣肺止咳,降逆化痰。

刮拭部位

肺俞: 第3胸椎棘突下,后正中线旁开1.5寸。
天突: 胸骨上窝中央,前正中线上。
膻中: 平第4肋间,前正中线上。
列缺: 腕掌侧远端横纹上1.5寸,拇短伸肌腱与拇长展肌腱之间,拇长展肌腱沟的凹陷中。
丰隆: 外踝尖上8寸,胫骨前肌外缘。

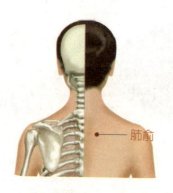
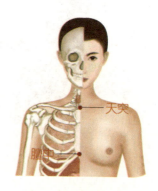
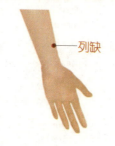
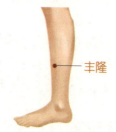

第三章 刮除大隐患：常见病症刮痧疗法

选穴分析

肺俞： 肺之背俞穴，可宣肺祛风。
天突： 属任脉，可通利气道、降痰宣肺。
膻中： 属任脉，又是气会穴，可宣肺止咳、理气化痰。
列缺： 手太阴肺经之络穴，亦是八脉交会穴（通于任脉），可调理气机，肃肺降气止咳。
丰隆： 足阳明胃经之络穴，可祛浊化痰。

刮拭方法

用面刮法自上而下刮拭肺俞，至出痧为度。
用单角刮法自上而下刮拭天突，至出痧为度。
用单角刮法自上而下刮拭膻中，至出痧为度。
用单角刮法自上而下刮拭列缺，至出痧为度。
用面刮法自上而下刮拭丰隆，至出痧为度。

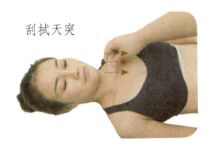

刮拭天突

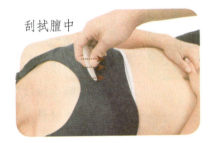

刮拭膻中

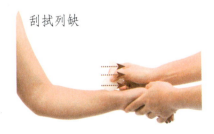

刮拭列缺

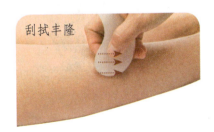

刮拭丰隆

刮拭提醒

刮拭以上穴位均施泻法，每日或隔日治疗1次。

哮喘

哮喘是一种常见的反复发作性的呼吸系统疾病。喉中痰鸣声谓之哮，呼吸急促困难谓之喘。哮和喘常相伴发生，难以严格划分，故称为哮喘。中医认为哮喘病的发生在于本虚、宿痰内伏于肺。肺有虚，在遇到外因感染、饮食失调、情志不畅、劳倦伤身等因素时，导致痰阻气道，肺气上逆，出现一系列哮喘的症状和体征。在相关穴位区刮痧可以理气化痰、降逆平喘，有效缓解症状。

刮拭部位

大椎： 第7颈椎棘突下凹陷中，后正中线上。
定喘： 第7颈椎棘突下，后正中线旁开0.5寸。
风门： 第2胸椎棘突下，后正中线旁开1.5寸。
肺俞： 第3胸椎棘突下，后正中线旁开1.5寸。
气喘： 第7胸椎棘突下，后正中线旁开2寸。
尺泽： 肘横纹上，肱二头肌腱桡侧缘凹陷中。
太渊： 腕掌横纹桡侧端，桡动脉的桡侧凹陷中。
足三里： 犊鼻下3寸，犊鼻与解溪连线上。

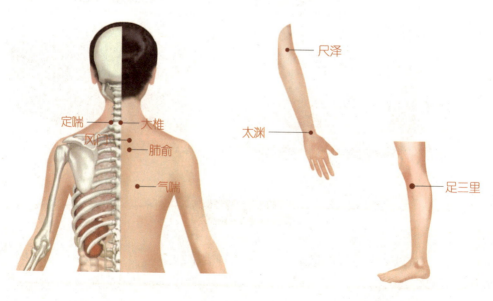

第三章 刮除大隐患：常见病症刮痧疗法

选穴分析

大椎： 督脉腧穴，可解肌散邪、调和营卫。
定喘： 经外奇穴，是治喘之经验穴。
风门： 膀胱经腧穴，可泄诸阳之热邪，散一切之风邪。
肺俞： 肺之背俞穴，可宣肺定喘。
气喘： 治疗哮喘的经验效穴。
尺泽： 手太阴肺经腧穴，可清宣肺气、泻火降逆。
太渊： 手太阴肺经腧穴，可宣肺止咳、化痰。
足三里： 足阳明胃经腧穴，可调理脾胃，治咳嗽气喘。

刮拭方法

用面刮法刮拭大椎，以出痧为度。
用面刮法刮拭定喘，以出痧为度。
用面刮法刮拭风门，以出痧为度。
用面刮法刮拭肺俞，以出痧为度。
用面刮法刮拭气喘，以出痧为度。
用单角刮法刮拭尺泽，以出痧为度。
用单角刮法刮拭太渊，以出痧为度。
用面刮法刮拭足三里，以出痧为度。

刮拭尺泽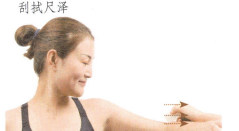

刮拭足三里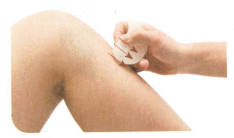

刮拭提醒

以上穴位施泻法刮拭，每日或隔日治疗1次。
刮拭结束后应避风寒，休息片刻后方能外出。
病重者应配合用止喘药。

肺结核

结核病又称痨病和"白色瘟疫",是一种古老的传染病,自有人类以来就有结核病。临床表现为全身不适,倦怠乏力,容易发怒,惊悸,食欲减退,体重减轻,夜卧盗汗,上午精神好,下午低热烦躁,两颧发红,咳嗽少痰;女性可有月经不调或闭经,男性可有遗精早泄。中医认为病因是由机体正气不足、阴精耗损,痨虫趁机侵入肺脏所致。在相关穴位刮痧能滋阴降火、润肺化痰,有效改善肺部功能。

刮拭部位

颈百劳: 第7颈椎棘突直上2寸,后正中线旁开1寸。

肺俞: 第3胸椎棘突下,后正中线旁开1.5寸。

膏肓: 第4胸椎棘突下,后正中线旁开3寸。

膈俞: 第7胸椎棘突下,后正中线旁开1.5寸。

脾俞: 第11胸椎棘突下,后正中线旁开1.5寸。

足三里: 犊鼻下3寸,犊鼻与解溪连线上。

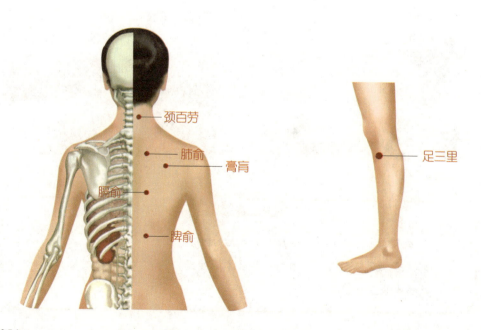

第三章 刮除大隐患：常见病症刮痧疗法

选穴分析

颈百劳： 经外奇穴，可补虚、止汗。
肺俞： 肺之背俞穴，可养肺阴、益肺气。
膏肓： 膀胱经腧穴，可补虚、强壮、止汗。
膈俞： 血会之穴，可活血、止血。
脾俞： 脾之背俞穴，可补脾胃，益后天。
足三里： 足阳明之合穴，可补虚强壮。

刮拭方法

用面刮法刮拭颈百劳，以刮出痧痕为度。
用面刮法刮拭肺俞，以刮出痧痕为度。
用面刮法刮拭膏肓，以刮出痧痕为度。
用面刮法刮拭膈俞，以刮出痧痕为度。
用面刮法刮拭脾俞，以刮出痧痕为度。
用面刮法刮拭足三里，以刮出痧痕为度。

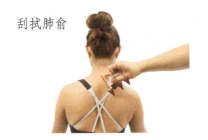
刮拭肺俞

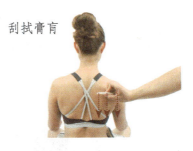
刮拭膏肓

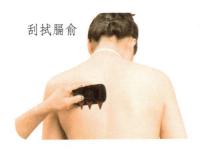
刮拭膈俞

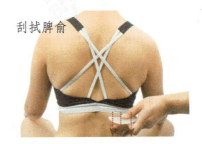
刮拭脾俞

刮拭提醒

以上穴位施补法或平补平泻法，隔日治疗1次。

肺炎

肺炎是一种常见的呼吸系统疾病，主要指细菌感染引起的原发性肺炎，致病菌为肺炎双球菌、金黄色葡萄球菌等。病前常有受冷、过度劳累、上呼吸道感染、醉酒等诱因。属于中医"咳嗽""气喘"范畴，由于风寒、风热犯肺，肺失宣降，或由于脏腑亏虚，脾虚聚湿生痰，肺虚、肾虚导致肺气不敛、肾不纳气等所致。治疗时宜清热解毒、宣肺退热。

刮拭部位

大椎： 第7颈椎棘突下凹陷中，后正中线上。
身柱： 第3胸椎棘突下凹陷中，后正中线上。
肺俞： 第3胸椎棘突下，后正中线旁开1.5寸。
曲池： 在尺泽与肱骨外上髁连线中点凹陷中。
尺泽： 肘横纹上，肱二头肌腱桡侧缘凹陷中。

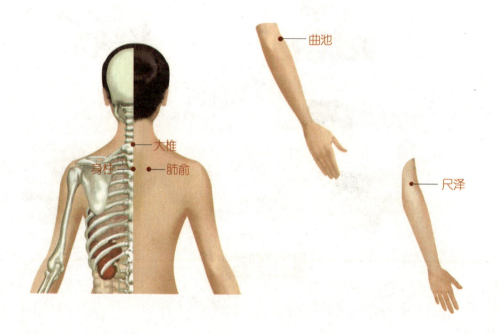

第三章 刮除大隐患：常见病症刮痧疗法

选穴分析

大椎： 督脉腧穴，可解肌散邪、调和营卫。
身柱： 督脉腧穴，可宣肺清热、宁神镇咳。
肺俞： 肺之背俞穴，可止咳、平喘、祛痰。
曲池： 手阳明大肠经之合穴，可疏风、清热、行气、活血。
尺泽： 手太阴肺经之合穴，可除肺热、疏风通络。

刮拭方法

用面刮法刮拭大椎，以出痧为度。
用面刮法刮拭身柱，以出痧为度。
用面刮法刮拭肺俞，以出痧为度。
用单角刮法刮拭曲池，以出痧为度。
用面刮法刮拭尺泽，以出痧为度。

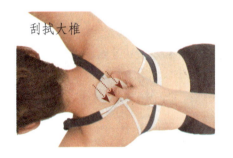
刮拭大椎

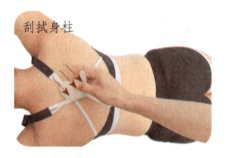
刮拭身柱

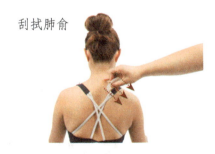
刮拭肺俞

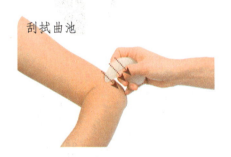
刮拭曲池

刮拭提醒

以上穴位施泻法，每日治疗1次。

焦虑烦躁

工作压力大、生活负担重、长期超负荷运转，往往使人的精神处于高度紧张中，从而出现焦虑烦躁等症状，导致食欲不振、免疫力下降等，男性会出现性功能障碍，女性会出现月经不调和乳腺增生、更年期症状加重、面部出现黄褐斑等。若长期得不到缓解，还会导致内分泌与神经系统失调，影响其他脏腑器官的生理功能，从而影响健康。中医认为，很多情况下焦虑烦躁的出现与肝郁化火有关，刮拭身体相关穴位，可疏风清热、解郁安神。

刮拭部位

魂门：第9胸椎棘突下，后正中线旁开3寸。
肝俞：第9胸椎棘突下，后正中线旁开1.5寸。
胆俞：第10胸椎棘突下，后正中线旁开1.5寸。
期门：乳头直下，第6肋间隙，前正中线旁开4寸。

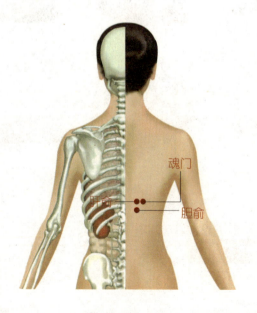
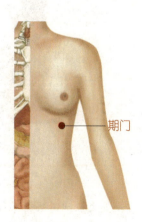

第三章 刮除大隐患：常见病症刮痧疗法

选穴分析

魂门： 可有效缓解心烦、胸闷。
肝俞、胆俞： 可疏泄风热，解郁安神。
期门： 可理气化痰，通经活络。

刮拭方法

以面刮法从上向下刮拭背部及双侧肝俞、魂门、胆俞。
以面刮法从里向外刮拭胸部期门。

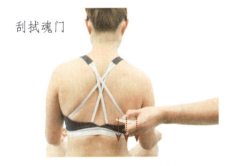

刮拭魂门

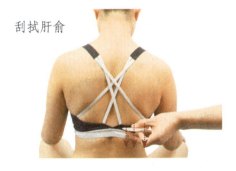

刮拭肝俞

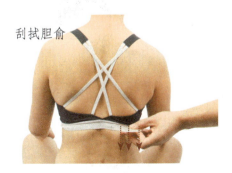

刮拭胆俞

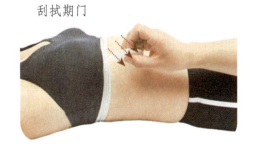

刮拭期门

心慌气短

心慌气短是自觉心中跳动不安的一种症状,俗称"心慌""心跳",属中医"惊悸""怔忡"范畴。中医认为,是中气不足导致的气血两虚。刮拭身体相关穴位,可宽胸理气、养心安神。

刮拭部位

心俞: 第5胸椎棘突下,后正中线旁开1.5寸。
神堂: 第5胸椎棘突下,后正中线旁开3寸。
膻中: 平第4肋间,前正中线上。
巨阙: 脐中上6寸,前正中线上。
内关: 腕掌侧远端横纹上2寸,掌长肌腱与桡侧腕屈肌腱之间。
太渊: 腕掌横纹桡侧端,桡动脉的桡侧凹陷中。

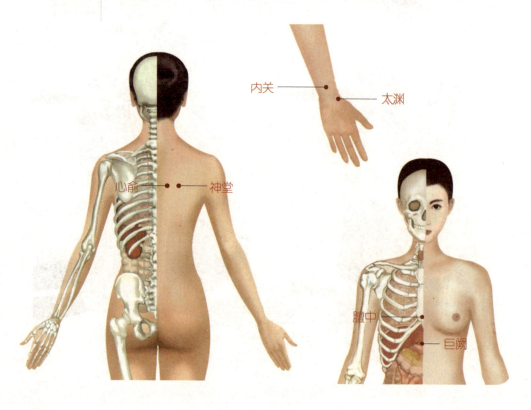

第三章　刮除大隐患：常见病症刮痧疗法

选穴分析

心俞、巨阙： 可调补心气，养心安神。
神堂、膻中： 二穴配伍，可治胸闷。
内关： 手厥阴心包经腧穴，可理气宽胸、宁心安神。
太渊： 可宣肺理气。

刮拭方法

用面刮法从上向下刮拭背部双侧心俞、神堂，以出痧为度。

用单角刮法从上向下缓慢刮拭胸部膻中至巨阙，以出痧为度。

以面刮法刮拭上肢内关、太渊。也可平面按揉内关，以出痧为度。

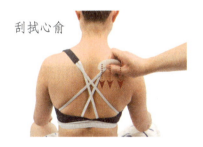
刮拭心俞

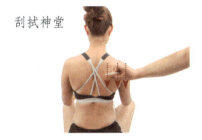
刮拭神堂

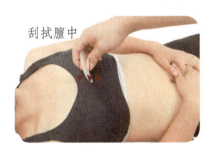
刮拭膻中

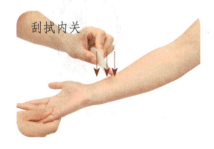
刮拭内关

刮拭提醒

在需刮痧部位涂抹适量刮痧油，防止皮肤刮伤。

失眠

失眠通常指入睡困难或睡眠障碍（易醒、早醒和再入睡困难）。失眠会导致疲劳感、全身不适、无精打采、反应迟缓、头痛、注意力不集中等症状。中医认为，失眠与心脾亏损、心肾不交，或肝火上扰、饮食不节有密切关系。刮拭有关穴位可清心除烦、镇静安神，对各种原因引起的失眠进行调节和改善。

刮拭部位

百会： 前发际正中直上5寸，头顶正中心。
风池： 枕骨之下，胸锁乳突肌上端与斜方肌上端之间的凹陷中。
大椎： 第7颈椎棘突下凹陷中，后正中线上。
陶道： 第1胸椎棘突下凹陷中，后正中线上。
神堂： 第5胸椎棘突下，后正中线旁开3寸。
神门： 腕掌侧横纹尺侧端，尺侧腕屈肌腱的桡侧凹陷中。
涌泉： 屈足蜷趾时足心最凹陷中。

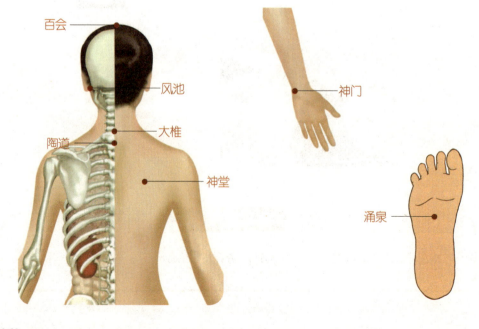

选穴分析

百会： 诸阳之会穴，其络入脑，可清头目、宁神志。
风池： 胆经腧穴，可散风泄热。
大椎： 足三阳与督脉之会穴，可清热解表。
陶道： 督脉与膀胱经之会穴，可祛风清热安神。
神堂： 膀胱经腧穴，又与心俞相邻，可宁心安神。
神门： 心经原穴，可安神定志。
涌泉： 肾经之井穴，可滋阴降火、交通心肾。

刮拭方法

用单角刮法刮拭百会，可不出痧。
用单角刮法刮拭风池，可不出痧。
用面刮法刮拭大椎，以出痧为度。
用面刮法刮拭陶道，以出痧为度。
用面刮法刮拭神堂，以出痧为度。
用垂直按揉法点揉神门，以出痧为度。
用垂直按揉法点揉涌泉，以出痧为度。

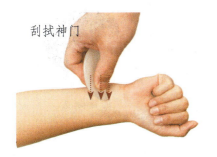

刮拭神门

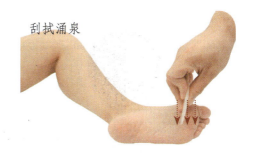

刮拭涌泉

刮拭提醒

每日或隔日治疗1次。

健忘

健忘是指记忆力减退，遇事善忘的一种病症。中医认为本证多与心脾亏虚、肾精不足有关，亦有因气血逆乱、痰浊上扰所致。刮拭相关穴位，可补益心血、健脑益智。

刮拭部位

百会： 前发际正中直上5寸，头顶正中心。
太阳： 眉梢与目外眦之间，向后约1横指的凹陷中。
天柱： 横平第2颈椎棘突上际，斜方肌外缘凹陷中。
心俞： 第5胸椎棘突下，后正中线旁开1.5寸。
脾俞： 第11胸椎棘突下，后正中线旁开1.5寸。
内关： 腕掌侧远端横纹上2寸，掌长肌腱与桡侧腕屈肌腱之间。
神门： 腕掌侧横纹尺侧端，尺侧腕屈肌腱的桡侧凹陷中。
足三里： 犊鼻下3寸，犊鼻与解溪连线上。
太溪： 内踝尖与跟腱之间的凹陷中。

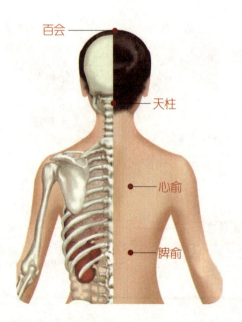
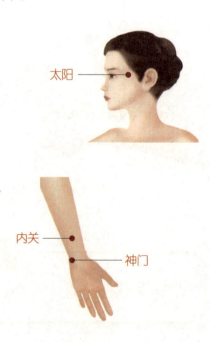

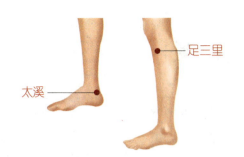

选穴分析

百会： 督脉腧穴，又是督脉之极，是阳气之总会，可益气升阳、健脑益智。

太阳： 经外奇穴，可健脑提神。

天柱： 足太阳膀胱经腧穴，可提神醒脑、去疲劳。

心俞： 心之背俞穴，可补心血、益心气。

脾俞： 脾之背俞穴，可补益气血。

内关： 手厥阴心包经腧穴，可宁心安神。

神门： 手少阴心经腧穴，可养血安神益智。

足三里： 足阳明胃经之合穴，可补益后天，化生气血，以健脑益智。

太溪： 足少阴肾经原穴，可治疗肾精不足证。

刮拭方法

用单角刮法刮拭百会，以皮肤泛红为止。

用平面按揉法按揉太阳，以皮肤泛红为止。

用面刮法刮拭天柱，以出痧为度。

用面刮法刮拭心俞，以出痧为度。

用面刮法刮拭脾俞，以出痧为度。

用面刮法刮拭内关，以出痧为度。

用面刮法刮拭神门，以出痧为度。

用面刮法从上向下刮拭足三里，以出痧为度。

用平面按揉法按揉足部双侧太溪，以出痧为度。

刮拭提醒

刮痧法治疗健忘，每周刮拭1～2次，一般15次为一个疗程。

心律失常

心律失常指心律起源部位、心搏频率、节律及冲动传导等任何一项异常。临床表现为心慌、胸闷、头晕、乏力甚至感觉心脏突然停跳。属中医"心悸病"范畴，其基本病机，或因痰浊、瘀血、气滞等使气机逆乱致心神不安，或因气、血、阴、阳之虚损使心失养所致。刮拭相关穴位，可达调理阴阳、通脉养心之效，辅助治疗心律失常。

刮拭部位

厥阴俞：第4胸椎棘突下，后正中线旁开1.5寸。

心俞：第5胸椎棘突下，后正中线旁开1.5寸。

膻中：平第4肋间，前正中线上。

巨阙：脐中上6寸，前正中线上。

内关：腕掌侧远端横纹上2寸，掌长肌腱与桡侧腕屈肌腱之间。

通里：尺侧腕屈肌腱的桡侧缘，腕横纹上1寸。

足三里：犊鼻下3寸，犊鼻与解溪连线上。

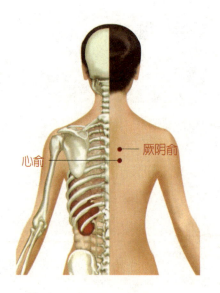
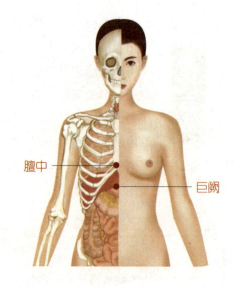

第三章 刮除大隐患：常见病症刮痧疗法

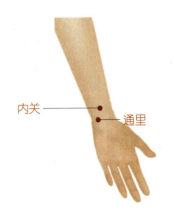
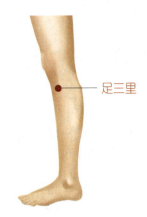

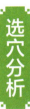

选穴分析

厥阴俞： 心包之背俞穴，可养心血、通心脉。
心俞： 心之背俞穴，可补心血、益心气。
膻中： 心包之募穴，可利上焦、宽胸膈。
巨阙： 心之募穴，可益气、养心血。
内关： 手厥阴心包经腧穴，可补养心血、通利血脉。
通里： 手少阴心经之络穴，可宣通气机、通络宁心。
足三里： 足阳明胃经之合穴，可疏气调中、养血安神。

刮拭方法

用面刮法刮拭厥阴俞，以出痧为度。
用面刮法刮拭心俞，以出痧为度。
用单角刮法刮拭膻中，以出痧为度。
用面刮法刮拭巨阙，以出痧为度。
用面刮法刮拭内关，以出痧为度。
用面刮法刮拭通里，以出痧为度。
用面刮法刮拭足三里，以出痧为度。

刮拭提醒

刮拭以上穴位应由轻渐重，隔日治疗1次。

心悸

心悸是一种患者自觉的心脏跳动不适感或类似心慌的感觉。一般是当心率加快时感到心脏跳动不适，心率减慢时感到心脏搏动有力，发作时常伴有胸闷、憋气、头晕、全身发抖、手足出汗等症状。中医认为，该病是因气血亏虚，阴阳失调，心失所养，心脉不畅所致。刮拭胸背部及上肢相关穴位，可益气养血、宁心安神，有效缓解心悸引发的胸闷、绞痛。

刮拭部位

厥阴俞：第4胸椎棘突下，后正中线旁开1.5寸。
心俞：第5胸椎棘突下，后正中线旁开1.5寸。
膈俞：第7胸椎棘突下，后正中线旁开1.5寸。
郄门：腕掌侧远端横纹上5寸，掌长肌腱与桡侧腕屈肌腱之间。
内关：腕掌侧远端横纹上2寸，掌长肌腱与桡侧腕屈肌腱之间。
神门：腕掌侧横纹尺侧端，尺侧腕屈肌腱的桡侧凹陷中。

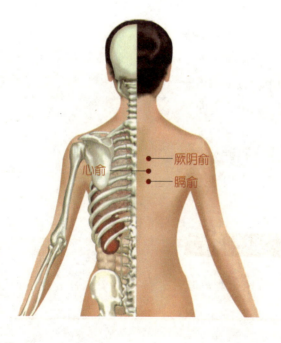
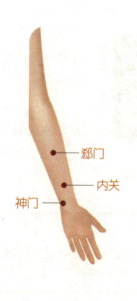

第三章 刮除大隐患：常见病症刮痧疗法

选穴分析

厥阴俞： 心包之背俞穴，可调心气以定惊。
心俞： 心之背俞穴，可补心血、益心气。
膈俞： 足太阳膀胱经腧穴，八会穴之血会，可活血化瘀。
郄门： 手厥阴心包经腧穴，可宁心通络、安神定悸。
内关： 手厥阴心包经腧穴，可补养心血、通利血脉。
神门： 手少阴心经原穴，可宁心、安神、定悸。

刮拭方法

用面刮法刮拭厥阴俞，以出痧为度。
用面刮法刮拭心俞，以出痧为度。
用面刮法刮拭膈俞，以出痧为度。
用面刮法刮拭郄门，先轻后重，至出痧。
用面刮法刮拭内关，先轻后重，至出痧。
用面刮法刮拭神门，先轻后重，至出痧。

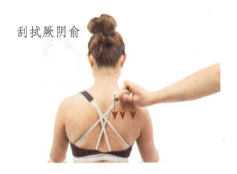

刮拭厥阴俞

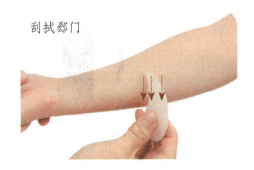

刮拭郄门

刮拭提醒

刮痧治疗心悸，一般7～10次为一个疗程，具体疗程根据病程的长短及证型的虚实而决定。

心绞痛

心绞痛是冠状动脉供血不足，心肌急剧的、暂时缺血与缺氧所引起的以发作性胸痛或胸部不适为主要表现的临床综合征。多表现为闷痛、压榨性疼痛或胸骨后、咽喉部紧缩感，有些患者仅有胸闷表现。刮拭胸背部及上肢相关穴位，可益气养血、通经活络，有效地缓解心绞痛。

刮拭部位

至阳： 第7胸椎棘突下凹陷中，后正中线上。
心俞： 第5胸椎棘突下，后正中线旁开1.5寸。
膻中： 平第4肋间，前正中线上。
内关： 腕掌侧远端横纹上2寸，掌长肌腱与桡侧腕屈肌腱之间。
大陵： 腕掌侧远端横纹中，掌长肌腱与桡侧腕屈肌腱之间。

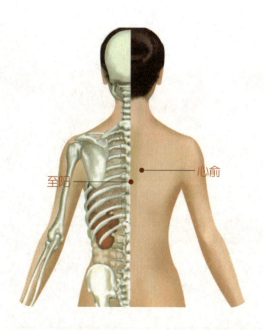
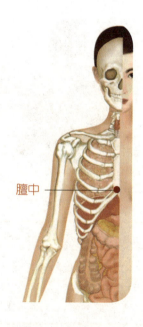

第三章 刮除大隐患：常见病症刮痧疗法

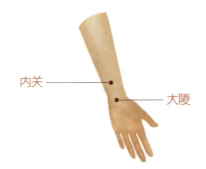

选穴分析

至阳、心俞： 可有效改善心肌缺血和胸部疼痛。

膻中： 可调理心脏功能失调。

大陵、内关： 二穴都是调理心脏气血、止心痛的重要经穴。

刮拭方法

用按压力大的手法从上向下刮拭背部至阳或按揉至阳，以出痧为度。

用面刮法刮拭双侧心俞，以出痧为度。

用单角刮法从上向下刮拭胸部膻中，以出痧为度。

用平面按揉法按揉手腕部大陵、双侧内关，以出痧为度。

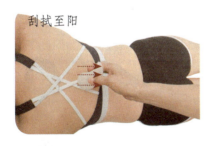

刮拭至阳

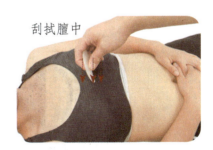

刮拭膻中

刮拭提醒

刮痧治疗心绞痛应选择缓解期进行操作，一般7～10次为一个疗程，具体疗程根据病程的长短及证型的虚实而定，心气虚加足三里，气阴两虚加三阴交、太溪，气滞血瘀加膈俞、三阴交。患者还应及时服药，定期检查，以免贻误治疗时机。

冠心病

冠心病是由冠状动脉粥样硬化引起心肌缺血、缺氧的一种心脏病。临床表现为胸中闷塞，心前区绞痛，心悸、气短，并可放射至肩臂内侧，甚至心痛彻背，多在受寒、劳累和情绪激动后发作；严重者甚至肢冷、汗出、面色发青。属于中医"真心痛""胸痹""厥心痛"等范畴，由劳伤心脾，痰饮内生，肝郁阴伤或年高肾虚所致。刮拭相关穴位有活血化瘀、通阳止痛之效，可有效缓解冠心病的不适症状。

刮拭部位

厥阴俞： 第4胸椎棘突下，后正中线旁开1.5寸。
心俞： 第5胸椎棘突下，后正中线旁开1.5寸。
膈俞： 第7胸椎棘突下，后正中线旁开1.5寸。
膻中： 平第4肋间，前正中线上。
郄门： 腕掌侧远端横纹上5寸，掌长肌腱与桡侧腕屈肌腱之间。
内关： 腕掌侧远端横纹上2寸，掌长肌腱与桡侧腕屈肌腱之间。
然谷： 足舟骨粗隆下方，赤白肉际处。

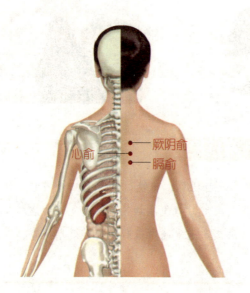
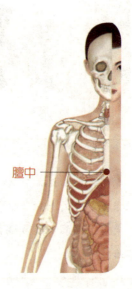

第三章 刮除大隐患：常见病症刮痧疗法

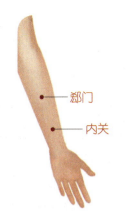
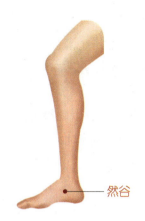

选穴分析

厥阴俞： 心包之背俞穴，可调心气以定惊。

心俞： 心之背俞穴，可益心气、通经脉、止疼痛。

膈俞： 足太阳膀胱经腧穴，八会穴之血会，可活血、化瘀、通络。

膻中： 手厥阴心包经募穴，可利上焦、宽胸膈。

郄门： 手厥阴心包经腧穴，又是郄穴，长于止痛。

内关： 手厥阴心包经腧穴，又是络穴，可通畅心络、调理气血。

然谷： 足少阴肾经之荥穴，可通畅血脉而止痛。

刮拭方法

用面刮法刮拭厥阴俞，以出痧为度。

用面刮法刮拭心俞，以出痧为度。

用面刮法刮拭膈俞，以出痧为度。

用单角刮法刮拭膻中，以出痧为度。

用面刮法刮拭郄门，先轻后重，至出痧。

用面刮法刮拭内关，先轻后重，至出痧。

用单角刮法刮拭然谷，以出痧为度。

刮拭提醒

然谷可用三棱针点刺出血，一般4~6滴。每日或隔日治疗1次。

高血压

高血压是以动脉血压持续增高为主要表现的一种慢性疾病。临床表现为动脉血压长时间超过140/90毫米汞柱，并伴有头胀、头痛、头晕、眼花、失眠、心烦、健忘、耳鸣、乏力等；随病情发展，可有心、脑、肾、眼底等器官损害。属中医"眩晕""头痛"等范畴，病机为本虚标实。本虚为肝肾阴虚，水不涵木；标实则为气火上逆，或肝阳化风，以致清空被扰。刮拭相关穴位，有平肝潜阳、滋阴泻火之效，有助于降低血压。

刮拭部位

- **大椎：** 第7颈椎棘突下凹陷中，后正中线上。
- **心俞：** 第5胸椎棘突下，后正中线旁开1.5寸。
- **膈俞：** 第7胸椎棘突下，后正中线旁开1.5寸。
- **长强：** 尾骨下方，尾骨端与肛门连线的中点处。
- **曲池：** 在尺泽与肱骨外上髁连线中点凹陷中。
- **风市：** 髌底上7寸，髂胫束后缘。
- **足三里：** 犊鼻下3寸，犊鼻与解溪连线上。
- **太溪：** 内踝尖与跟腱之间的凹陷中。
- **太冲：** 第1、2跖骨间，跖骨底结合部前方凹陷中。

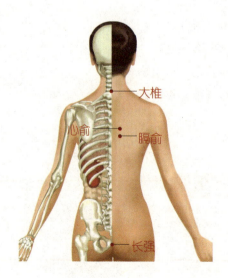
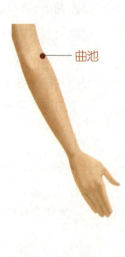

第三章 刮除大隐患：常见病症刮痧疗法

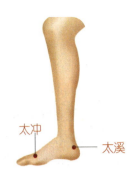
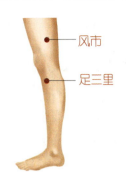

选穴分析

大椎： 督脉腧穴，可泄热降压。
心俞： 心之背俞穴，可益心气、通经脉。
膈俞： 足太阳膀胱经腧穴，又是血会之穴，可活血、通络、除瘀。
长强： 督脉之络穴，通于任脉，可调和阴阳。
曲池： 手阳明大肠经之合穴，可通经活络、泄热解郁。
风市： 足少阳胆经腧穴，可调气血、通经络。
足三里： 足阳明胃经之合穴，可平肝降逆、调气活血。
太溪： 足少阴肾经的原穴，可滋阴补肾、调理冲任。
太冲： 足厥阴肝经腧穴，可疏通肝胆气机、降逆泻火。

刮拭方法

用面刮法刮拭大椎，以出痧为度。
用面刮法刮拭心俞，以出痧为度。
用面刮法刮拭膈俞，以出痧为度。
用单角刮法刮拭长强，以出痧为度。
用单角刮法刮拭曲池，以出痧为度。
用面刮法刮拭风市，以出痧为度。
用平面按揉法按揉足三里，以皮肤发红为度。
用平面按揉法按揉太溪，以皮肤发红为度。
用垂直按揉法点揉太冲，以皮肤发红为度。

刮拭提醒

两次刮拭间隔应为5~7天，连续刮拭7~10天为一个疗程，再过10天进行第2个疗程。一般2个疗程后便能明显缓解高血压症状，若无效果应改用其他方法治疗。

低血压

低血压是指收缩压低于90毫米汞柱，舒张压低于60毫米汞柱，常常表现为头晕、倦怠乏力、精神不振、胃寒、四肢不温、抵抗力和免疫力下降，易感冒等等。中医认为，低血压多由于气虚阳虚、阴血亏虚或气阴两虚所致。在相关穴位刮痧能促进血液循环，益气补阴，健脾补肾，改善脏腑功能。

刮拭部位

百会： 前发际正中直上5寸，头顶正中心。
心俞： 第5胸椎棘突下，后正中线旁开1.5寸。
脾俞： 第11胸椎棘突下，后正中线旁开1.5寸。
肾俞： 第2腰椎棘突下，后正中线旁开1.5寸。
内关： 腕掌侧远端横纹上2寸，掌长肌腱与桡侧腕屈肌腱之间。
劳宫： 横平第3掌指关节近端，第2、3掌骨之间偏于第3掌骨。

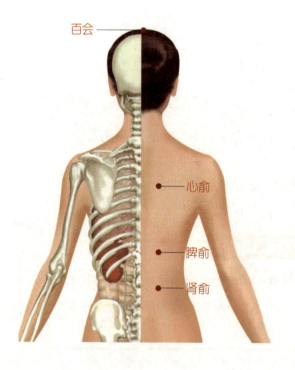
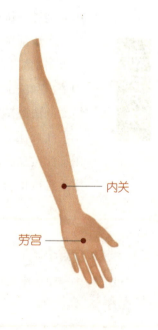

第三章 刮除大隐患：常见病症刮痧疗法

选穴分析

百会： 督脉腧穴，位于巅顶，为诸阳之会，可提升阳气。
心俞： 膀胱经腧穴，可调心之气机，益气养血。
脾俞： 膀胱经腧穴，可调脾之气机，利湿升清。
肾俞： 膀胱经腧穴，可调肾之气机，益肾助阳。
内关： 手厥阴心包经腧穴，又是络穴，可通畅心络、调理气血。
劳宫： 手厥阴心包经之荥穴，可强壮心脏。

刮拭方法

用刮痧板单角轻轻按揉头顶百会，以微微出痧为度。
用面刮法刮拭心俞，以出痧为度。
用面刮法刮拭脾俞，以出痧为度。
用面刮法刮拭肾俞，以出痧为度。
用平面按揉法按揉内关，以出痧为度。
用平面按揉法按揉劳宫，以出痧为度。

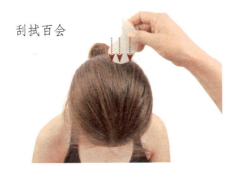

刮拭百会

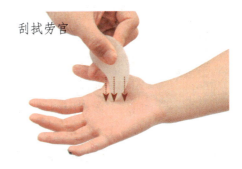

刮拭劳宫

刮拭提醒

用刮痧方法治疗低血压，一般10次为一个疗程，具体疗程根据疾病种类的不同，疗效及治疗时间亦不同。低血压患者刮拭时禁用泻法，宜用补法，以培补、生化气血。

高脂血症

血脂是人体血浆内所含脂质的总称,包括胆固醇、甘油三酯、胆固醇脂、β-脂蛋白、磷脂、未脂化的脂酸等。当血清胆固醇超过230毫克/100毫升、甘油三酯超过140毫克/100毫升、β-脂蛋白超过390毫克/100毫升时,即可诊断为高脂血症。高脂血症与体内阴阳失衡、气血失调、血脉瘀滞有关,刮痧治疗以健脾祛湿为主要原则,补通并用。

刮拭部位

大椎: 第7颈椎棘突下凹陷中,后正中线上。
心俞: 第5胸椎棘突下,后正中线旁开1.5寸。
膈俞: 第7胸椎棘突下,后正中线旁开1.5寸。
脾俞: 第11胸椎棘突下,后正中线旁开1.5寸。
肾俞: 第2腰椎棘突下,后正中线旁开1.5寸。
膻中: 平第4肋间,前正中线上。
中庭: 平第5肋间,胸剑结合中点处,前正中线上。
郄门: 腕掌侧远端横纹上5寸,掌长肌腱与桡侧腕屈肌腱之间。
内关: 腕掌侧远端横纹上2寸,掌长肌腱与桡侧腕屈肌腱之间。
曲池: 在尺泽与肱骨外上髁连线中点凹陷中。
血海: 髌底内侧端上2寸,股内侧肌隆起处。
足三里: 犊鼻下3寸,犊鼻与解溪连线上。
公孙: 第1跖骨底的前下缘赤白肉际处。
丰隆: 外踝尖上8寸,胫骨前肌外缘。

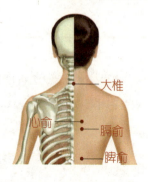
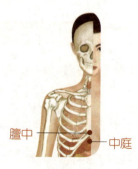
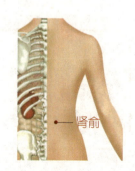

第三章 刮除大隐患：常见病症刮痧疗法

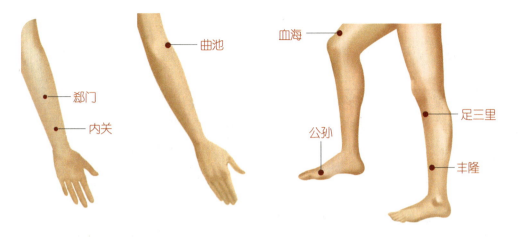

选穴分析

大椎： 可疏泄体内积热。

心俞、膈俞： 可增强心脏功能。

脾俞、肾俞、膻中、中庭： 可促进体内血液、水液的代谢和运行。

郄门、内关： 心包经之经穴，可理气活血。

曲池、足三里、丰隆： 曲池是大肠经的合穴，与胃经合穴足三里和胃经络穴丰隆配合可调和气血、健脾利湿、化痰清热。

血海、公孙： 脾经要穴，可通经活血。

刮拭方法

手握刮痧板，用按压力较大、速度慢的手法，以面刮法刮拭大椎。

以面刮法刮拭背部双侧膀胱经的心俞至膈俞段，以及脾俞至肾俞段。

用单角刮法刮拭胸部膻中至中庭段。

以面刮法刮拭上肢腕部郄门至内关段，肘部曲池。

以面刮法刮拭下肢血海，再用面刮法刮拭足三里、公孙、丰隆。

刮拭提醒

用刮痧疗法治疗高脂血症一般7次为一个疗程，治疗时间根据病程长短和患者体质决定，需长期坚持治疗方可见效。

糖尿病

糖尿病是内分泌系统一种常见的由于体内糖代谢紊乱,导致血糖升高为主要特征的疾病。中医谓之"消渴",并据多饮、多食、多尿的轻重不同,而分为上消(肺消)、中消(胃消)和下消(肾消)。中医认为,饮食不节,喜食肥甘、辛辣食品及酒酪,损伤脾胃,造成湿热内蕴,消谷耗津,即为消渴。此外,精神过度紧张,情绪波动,心理压力加大,突然而至的创伤,都会化火,火热内燔,消灼阴津发为消渴。刮拭背部和腹部的相关经穴,可以调理脾胃,补肾纳气,能辅助治疗糖尿病;刮拭四肢相关经穴,可以改善机体代谢功能。

刮拭部位

肺俞： 第3胸椎棘突下,后正中线旁开1.5寸。

胰俞： 第8胸椎棘突下,后正中线旁开1.5寸。

脾俞： 第11胸椎棘突下,后正中线旁开1.5寸。

肾俞： 第2腰椎棘突下,后正中线旁开1.5寸。

阳纲： 第10胸椎棘突下,后正中线旁开3寸。

意舍： 第11胸椎棘突下,后正中线旁开3寸。

中脘： 脐中上4寸,前正中线上。

气海： 脐中下1.5寸,前正中线上。

阳池： 腕背侧远端横纹上,指伸肌腱的尺侧缘凹陷中。

足三里： 犊鼻下3寸,犊鼻与解溪连线上。

三阴交： 内踝尖上3寸,胫骨内侧缘后际。

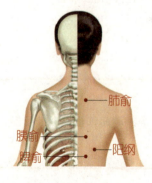
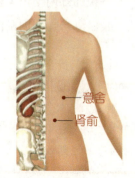
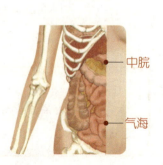

第三章 刮除大隐患：常见病症刮痧疗法

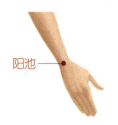
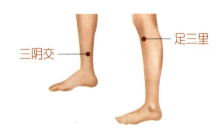

阳池　三阴交　足三里

选穴分析

肺俞： 肺之背俞穴，可清肺润燥。
胰俞： 治糖尿病经验穴。
脾俞： 脾之背俞穴，可健脾养阴。
肾俞： 肾之背俞穴，可滋阴润燥。
阳纲、意舍： 足太阳膀胱经腧穴，也是治糖尿病经验穴。
中脘、气海： 任脉腧穴，可补中益气养阴。
阳池： 手少阳三焦经之原穴，可通调三焦。
足三里： 足阳明胃经之合穴，可泄热养阴。
三阴交： 脾经腧穴，可泄热养阴。

刮拭方法

用面刮法从上向下刮拭背部双侧肺俞。
用面刮法从上向下刮拭背部双侧胰俞。
用面刮法从上向下刮拭背部双侧脾俞至肾俞段。
用面刮法从上向下刮拭背部双侧阳纲至意舍段。
用面刮法从上向下刮拭腹部中脘。
用面刮法从上向下刮拭腹部气海。
用平面按揉法按揉腕部阳池。
用面刮法从上向下刮拭足三里。
用面刮法从上向下刮拭三阴交。

刮拭提醒

　　刮痧为治疗轻症糖尿病的辅助方法，还需配合适当的药物治疗。糖尿病患者抵抗力较差，治疗时应严格消毒，防止感染。刮拭以平补平泻手法为主，以微痧为度，隔日治疗1次，一个疗程一般为7次，再次刮拭应间隔5～7天。治疗时间由病情和体质决定，治疗期间需调整和控制饮食，一般2个疗程后便会有所好转。

神经衰弱

神经衰弱是指长期的精神紧张、用脑过度以及睡眠不足或急性精神创伤等所致的精神活动能力减弱。主要表现为精神萎靡、疲乏无力、困倦思睡、头昏脑涨、注意力不集中、记忆力减退、近事遗忘等。此病隶属于中医学的"虚劳""不寐""健忘""目不瞑""惊悸""郁证"等病证范畴。中医认为神经衰弱多系心脾两虚或阴虚火旺所致,刮拭身体相关穴位可以疏通气血、宁心安神,从而达到治疗的目的。

刮拭部位

大椎: 第7颈椎棘突下凹陷中,后正中线上。

陶道: 第1胸椎棘突下凹陷中,后正中线上。

心俞: 第5胸椎棘突下,后正中线旁开1.5寸。

内关: 腕掌侧远端横纹上2寸,掌长肌腱与桡侧腕屈肌腱之间。

神门: 腕掌侧横纹尺侧端,尺侧腕屈肌腱的桡侧凹陷中。

足三里: 犊鼻下3寸,犊鼻与解溪连线上。

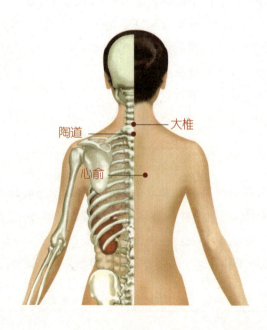

第三章 刮除大隐患：常见病症刮痧疗法

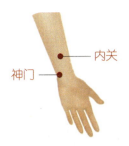
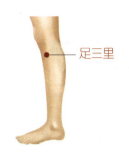

选穴分析

大椎： 手足三阳经、督脉之会，可清阳明之里，启太阳之开。
陶道： 督脉腧穴，督脉"主一身之阳"，可调阴阳。
心俞： 心之背俞穴，可养心安神。
内关： 手厥阴心包经腧穴，可通畅心络、安心神。
神门： 手少阴心经原穴，可安神定志。
足三里： 足阳明胃经之合穴，可健脾胃，养后天。

刮拭方法

用面刮法刮拭大椎，以出痧为度。
用面刮法刮拭陶道，以出痧为度。
用面刮法刮拭心俞，以出痧为度。
用单角刮法刮拭内关，以出痧为度。
用单角刮法刮拭神门，以出痧为度。
用面刮法刮拭足三里，以出痧为度。

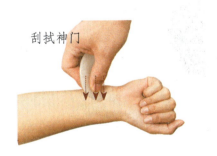

刮拭神门

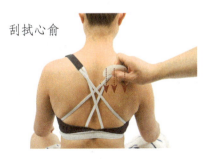

刮拭心俞

刮拭提醒

刮痧法治疗神经衰弱，每周刮拭1～2次，一般15次为一个疗程。

眩晕

眩晕又被称为"头眩""掉眩",以倾倒的感觉为主,或感到自身晃动、景物旋转,常伴有恶心、呕吐、出冷汗、心率过快等。中医学认为,本病虚者居多,如阴虚则肝风内动,血少则脑失所养,气虚则清阳不升,精亏则髓海不足,均易导致眩晕。刮拭相关穴位,可疏通经络、开窍醒神,取效甚捷。

刮拭部位

百会:前发际正中直上5寸,头顶正中心。

风池:枕骨之下,胸锁乳突肌上端与斜方肌上端之间的凹陷中。

天柱:横平第2颈椎棘突上际,斜方肌外缘凹陷中。

胆俞:第10胸椎棘突下,后正中线旁开1.5寸。

肾俞:第2腰椎棘突下,后正中线旁开1.5寸。

气海:脐中下1.5寸,前正中线上。

侠溪:第4、5趾间,趾蹼缘后方赤白肉际处。

太冲:第1、2跖骨间,跖骨底结合部前方凹陷中。

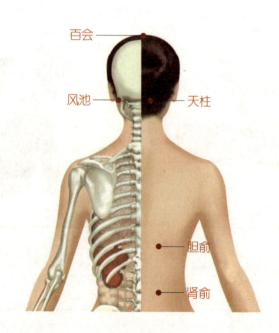

第三章 刮除大隐患：常见病症刮痧疗法

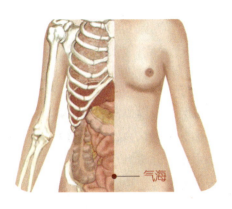
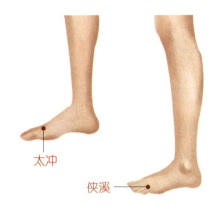

选穴分析

百会：督脉腧穴，督脉络于脑，故可清头目、止眩晕。
风池：足少阳胆经腧穴，其位于头部，可疏调头部气机。
天柱：足太阳膀胱经腧穴，可补脑益髓。
胆俞：足太阳膀胱经腧穴，可疏利肝胆、清利头目。
肾俞：足太阳膀胱经腧穴，可补肝肾、培元固本。
气海：任脉腧穴，可补益气血。
侠溪：足少阳胆经腧穴，可泻肝胆之火。
太冲：足厥阴肝经腧穴，可降逆气、泻肝火。

刮拭方法

用单角刮法刮拭百会，以出痧为度。
用单角刮法刮拭风池，以出痧为度。
用单角刮法刮拭天柱，以出痧为度。
用面刮法刮拭胆俞，以出痧为度。
用面刮法刮拭肾俞，以出痧为度。
用面刮法刮拭气海，以出痧为度。
用垂直按揉法点揉侠溪，以出痧为度。
用垂直按揉法点揉太冲，以出痧为度。

刮拭提醒

每日或隔日治疗1次。

贫血

贫血属中医"血虚"或"虚劳亡血"范畴，是以血液携氧功能不足为共同表现的一类血液系统疾病的总称。中医认为，血液的生成与心、肝、脾三脏关系密切，故有"心主血、肝藏血、脾统血"之说。贫血的发生主要是先天不足，后天失养，心、脾、肾三脏虚弱或功能失调导致的，或饮食摄入不足、营养不良，或久病体虚、失血过多等原因引起。刮拭身体相关穴位，可补益心脾、调养气血，辅助治疗贫血。

刮拭部位

心俞： 第5胸椎棘突下，后正中线旁开1.5寸。
膈俞： 第7胸椎棘突下，后正中线旁开1.5寸。
脾俞： 第11胸椎棘突下，后正中线旁开1.5寸。
中脘： 脐中上4寸，前正中线上。
气海： 脐中下1.5寸，前正中线上。
血海： 髌底内侧端上2寸，股内侧肌隆起处。
足三里： 犊鼻下3寸，犊鼻与解溪连线上。

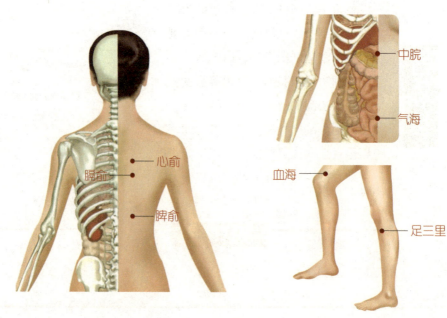

选穴分析

心俞： 足太阳膀胱经腧穴，可调心之气机，益气养血。
膈俞： 足太阳膀胱经腧穴，又是血会之穴，可活血除瘀。
脾俞： 足太阳膀胱经腧穴，可调脾之气机，利湿升清。
中脘： 任脉腧穴，为胃之募，腑之会，可补中气。
气海： 任脉腧穴，为先天元气会聚之处，可益气血。
血海： 足太阴脾经腧穴，可气血双补。
足三里： 足阳明胃经合穴，可健脾胃，助气血生化。

刮拭方法

用面刮法刮拭心俞，以出痧为度。
用面刮法刮拭膈俞，以出痧为度。
用面刮法刮拭脾俞，以出痧为度。
用面刮法刮拭中脘，以出痧为度。
用面刮法刮拭气海，以出痧为度。
用面刮法刮拭血海，以出痧为度。
用面刮法刮拭足三里，以出痧为度。

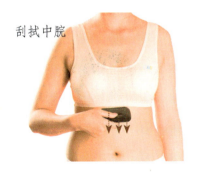
刮拭中脘

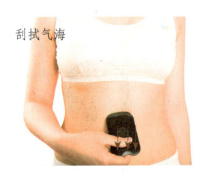
刮拭气海

刮拭提醒

隔日治疗1次。

头痛

头痛是临床常见症状，各种急、慢性疾病，如感冒、高血压、颈椎病、发热性疾病及颅内、五官科疾病均可导致。多为风邪袭入经络，肝阳上亢，气血亏损以及瘀血阻络导致。神经性头痛系长期焦虑、紧张和疲劳所致；偏头痛是颅脑血管神经功能紊乱所致。无论何种原因引起的头痛，都和头部的经脉气血失调、气滞血瘀有关。因此，用刮痧方法刮拭并疏通头部疼痛区域，可疏经活络、行气通血，快速缓解头痛症状。

刮拭部位

百会： 前发际正中直上5寸，头顶正中心。
四神聪： 头顶部，百会前后左右各1寸，共四穴。
头维： 额角发际直上0.5寸，头正中线旁开4.5寸。
太阳： 眉梢与目外眦之间，向后约1横指的凹陷中。
强间： 后发际正中直上4寸。
风池： 枕骨之下，胸锁乳突肌上端与斜方肌上端之间的凹陷中。
太冲： 第1、2跖骨间，跖骨底结合部前方凹陷中。
合谷： 第2掌骨桡侧的中点处。

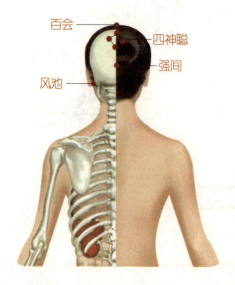
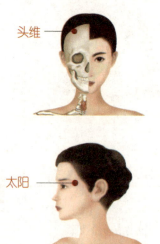

第三章 刮除大隐患：常见病症刮痧疗法

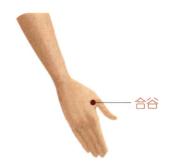
合谷

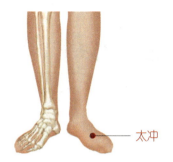
太冲

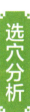

选穴分析

百会： 督脉腧穴，督脉络于脑，故可清头目。
四神聪： 经外奇穴，可改善头顶部气血循行。
头维： 足阳明胃经腧穴，可行气活血。
太阳： 经外奇穴，可疏通局部气血。
强间： 督脉腧穴，经脉所通，可清散头风。
风池： 足少阳胆经腧穴，可宣散风邪。
太冲： 足厥阴肝经腧穴，可通络止痛。
合谷： 手阳明大肠经之原穴，长于清泻阳明之郁热，疏解面齿之风邪，通调头面之经络。

刮拭方法

用单角刮法刮拭百会、四神聪，可不出痧。
用面刮法从前向后刮拭头维，以皮肤发红为度。
用垂直按揉法点揉太阳，以皮肤发红为度。
用单角刮法刮拭强间，以皮肤发红为度。
用单角刮法刮拭风池，以皮肤发红为度。
用垂直按揉法点揉太冲，以皮肤发红为度。
用垂直按揉法点揉合谷，以皮肤发红为度。

刮拭提醒

由于头部有头发覆盖，可不涂刮痧油，如头发稀少，可涂适量刮痧油。头部刮痧宜每日刮拭1～2次，12天为一个疗程。一般患者可于3～5次刮痧后病情好转，头痛减轻。注意，刮拭头部时，应避开有疖肿的头皮处。

三叉神经痛

三叉神经痛是指在面部三叉神经分布区域内反复发作的阵发性、短暂性剧烈疼痛。临床表现为一侧面部或面颊、或上下唇、或下颌、或上下眼眶等处，突然发作闪电样、刀割样、烧灼样剧烈疼痛，持续数秒至数十秒，间歇期不痛，但反复发作，缠绵难愈。常因洗脸、刷牙、漱口、说话及情绪变化等诱发。发作时可伴有面红、流泪、流口水、流涕和面部肌肉抽搐等。本病隶属于中医学"头痛""头风"等范畴，其发生与外邪阻络（风邪为主，易夹寒、热）、风痰闭阻、火热上攻、阴虚阳亢、瘀血阻络等有关。刮拭相关穴位，有活血化瘀、通络止痛之功，从而治疗本病。

刮拭部位

颈椎： 头以下、胸椎以上的部位。
下关： 颧弓下缘中央与下颌切迹之间凹陷中。
四白： 瞳孔直下，颧骨上方凹陷中。
风池： 枕骨之下，胸锁乳突肌上端与斜方肌上端之间的凹陷中。
翳风： 乳突下端前方凹陷中。

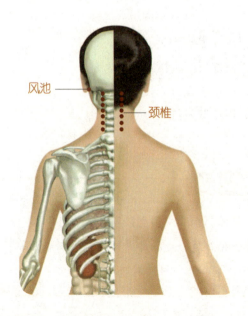

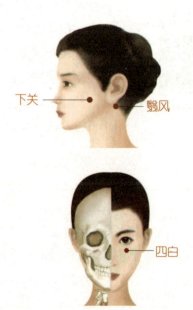

选穴分析

颈椎： 内含督脉，督脉为"阳脉之海"，故可疏散风邪、疏通经络。

下关： 足阳明胃经腧穴，可疏通面部经脉、调和气血。

四白： 足阳明胃经腧穴，可通经活络。

风池： 足少阳胆经腧穴，可疏散风邪。

翳风： 手少阳三焦经腧穴，可祛风通络、调理气血。

刮拭方法

用面刮法刮拭颈椎，以出痧为度。
用单角刮法刮拭下关，不必出痧。
用单角刮法刮拭四白，不必出痧。
用单角刮法刮拭风池，以出痧为度。
用单角刮法刮拭翳风，以出痧为度。

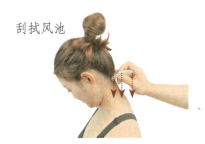

刮拭风池

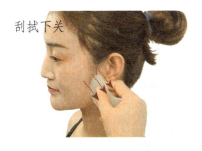

刮拭下关

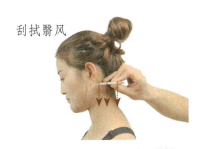

刮拭翳风

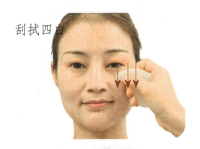

刮拭四白

刮拭提醒

刮拭以上穴位施泻法，每日或隔日治疗1次。

面部神经麻痹

面部神经麻痹又称面神经炎，俗称"面瘫""歪嘴巴"等，是以口、眼向一侧歪斜为主要表现的病症。临床表现为一侧面部肌肉板滞、麻木、瘫痪，眼闭合不全，额纹消失，眼裂变大，鼻唇沟变浅，鼓腮漏气，漱口流水，口角下垂歪向健侧，病侧不能皱眉、蹙额、闭目等；部分患者会有耳后疼痛、听觉过敏等。中医认为，本病多由脉络空虚，风寒之邪乘虚侵袭阳明、少阳脉络，导致经气阻滞，经脉失养，筋肌纵缓不收而发病。刮拭面部相关穴位，可活血祛风，疏通筋脉。

刮拭部位

阳白： 眉上1寸，瞳孔直上。
迎香： 鼻翼外缘中点旁，鼻唇沟中。
地仓： 口角外侧，上直对瞳孔。
颊车： 下颌角前上方约1横指（中指）。
太阳： 眉梢与目外眦之间，向后约1横指的凹陷中。
风池： 枕骨之下，胸锁乳突肌上端与斜方肌上端之间的凹陷中。
牵正： 面颊部，耳垂前方0.5寸，与耳中点相平处。
翳风： 乳突下端前方凹陷中。
合谷： 第2掌骨桡侧的中点处。
养老： 腕背横纹上1寸，尺骨头桡侧凹陷中。
昆仑： 外踝尖与跟腱之间的凹陷中。
内庭： 第2、3趾间，趾蹼缘后方赤白肉际处。

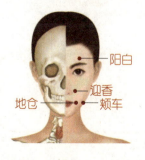
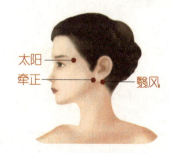
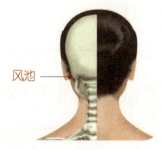

第三章 刮除大隐患：常见病症刮痧疗法

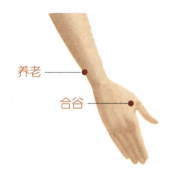
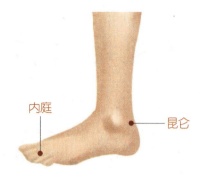

选穴分析

阳白： 可治眼睑闭合不收。

迎香： 可疏散风热，为治疗各种颜面疾患的要穴。

风池、翳风： 可祛风通络。

地仓、颊车： 可治口角歪斜、流口水。

太阳、牵正： 可疏调局部经筋气血，活血通络。

养老： 可治对侧神经麻痹。

合谷： 可治面部疾患，"面口合谷收"。

内庭、昆仑： 可治口角歪斜。

刮拭方法

用平面按揉法按揉阳白、迎香、地仓、颊车，可不出痧。

用单角刮法刮拭翳风，以出痧为度。

用单角刮法刮拭风池，以出痧为度。

用平面按揉法按揉太阳、牵正，以皮肤发红为度。

用面刮法从上向下刮拭养老，以出痧为度。

用平面按揉法刮拭上肢合谷，以出痧为度。

用平面按揉法按揉昆仑，以出痧为度。

用垂直按揉法按揉内庭，以出痧为度。

刮拭提醒

刮痧治疗面部神经麻痹，一般一个疗程刮5次，需治疗3周以上，方可见成效，病程持久者需长时间治疗。

中风后遗症

中风后遗症是中风（即脑血管意外）经治疗后遗留的口眼歪斜、语言不利、半身不遂等症状的总称。常因本体先虚，阴阳失衡，气血逆乱，痰瘀阻滞，肢体失养所致，痰瘀为本病的主要病理因素。痰瘀阻滞脉络而致肢体不能随意运动，久则患肢枯瘦，麻木不仁，该病属中医"偏瘫""偏枯""偏废"等病证范畴。刮拭头部百会、风池可以振奋阳气，刮拭腰背部大椎、夹脊、腰阳关，可活血通络，有助于偏瘫的康复。

刮拭部位

百会：前发际正中直上5寸，头顶正中心。
风府：枕外隆凸直下，两侧斜方肌之间凹陷中。
风池：枕骨之下，胸锁乳突肌上端与斜方肌上端之间的凹陷中。
大椎：第7颈椎棘突下凹陷中，后正中线上。
腰阳关：第4腰椎棘突下凹陷中，后正中线上。
夹脊：第1胸椎至第5腰椎棘突下两侧，后正中线旁开0.5寸，一侧17穴，左右共34穴。

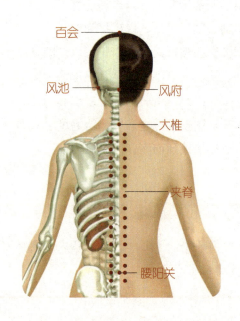

第三章 刮除大隐患：常见病症刮痧疗法

选穴分析

百会： 督脉腧穴，可升举阳气。
风府： 督脉、阳维脉交会穴，可清热散风、通关开窍。
风池： 可疏风祛邪。
大椎： 三阳经、督脉之会，可清阳明之里，启太阳之开，和解少阳以祛邪外出而主治全身热病及外感之邪。
腰阳关： 督脉腧穴，督脉起于胞中，贯脊属肾，故本穴可治疗腰骶痛及肾阳虚衰之下肢痿痹诸疾。
夹脊： 可活血通络。

刮拭方法

用单角刮法刮拭头部百会、风池、风府，以出痧为度。
用面刮法从上向下刮拭大椎，以出痧为度。
用面刮法从上向下刮拭腰阳关，以出痧为度。
用双角刮法从上向下刮拭脊柱两侧夹脊。

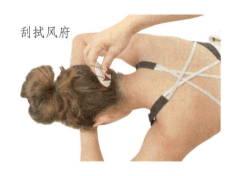

刮拭风府

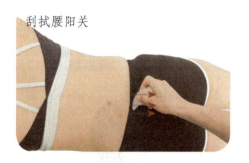

刮拭腰阳关

刮拭提醒

对于有中风后遗症的患者来说，早期的康复治疗非常重要，尤其是发病后的前3个月，是恢复的最佳时期。对于病程超过2年的患者，恢复得会缓慢一些，并且对其刮痧治疗时，应当使用轻柔的手法，禁用泻法刮拭。

抑郁症

抑郁症是由于情志不舒、气机郁滞所引起的一类病症。临床表现为情绪低落，情志不畅，郁闷抑郁，对外界事物丧失兴趣；或焦虑不安，激动难抑，善怒易哭。多同时伴有胸闷太息，失眠多梦，心悸胆小，头晕头痛等。此症属中医"癫证""郁证"范畴，多因七情不调，肝气郁结，或忧思不解，隐曲不伸，而损伤心、肝、脾诸脏；或精神紧张，压力太过，思虑忧愁，耗伤心脾，扰乱心神，内生痰湿所致。刮拭相关穴位，可疏肝解郁、调理阴阳，从而治疗本病。

刮拭部位

百会： 前发际正中直上5寸，头顶正中心。

风府： 枕外隆凸直下，两侧斜方肌之间凹陷中。

大椎： 第7颈椎棘突下凹陷中，后正中线上。

心俞： 第5胸椎棘突下，后正中线旁开1.5寸。

谚谵： 第6胸椎棘突下，后正中线旁开3寸。

内关： 腕掌侧远端横纹上2寸，掌长肌腱与桡侧腕屈肌腱之间。

大陵： 腕掌侧远端横纹中，掌长肌腱与桡侧腕屈肌腱之间。

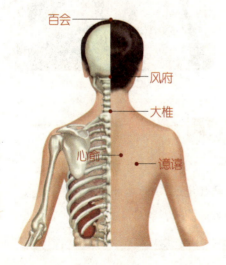
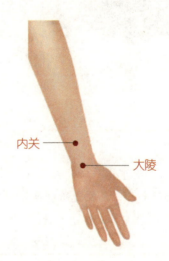

第三章 刮除大隐患：常见病症刮痧疗法

选穴分析

百会、风府、大椎： 督脉腧穴，督脉入脑，故三穴可通达阳气、开窍醒神。

心俞、谚谙： 足太阳膀胱经腧穴，可补益气血、益智醒神。

内关、大陵： 手厥阴心包经腧穴，可宽胸解郁。

刮拭方法

用单角刮法刮拭百会、风府，以出痧为度。
用面刮法刮拭大椎，以出痧为度。
用面刮法刮拭心俞，以出痧为度。
用面刮法刮拭谚谙，以出痧为度。
用面刮法刮拭内关、大陵，以出痧为度。

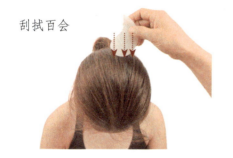

刮拭百会

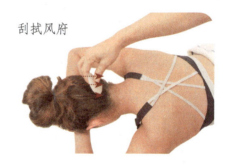

刮拭风府

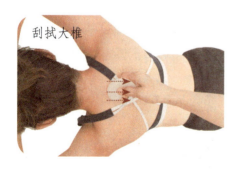

刮拭大椎

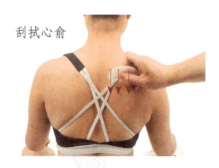

刮拭心俞

刮拭提醒

每个部位的刮拭次数在15次左右，每日或隔日治疗1次。

癫痫

癫痫，中医称为"痫证"，俗称"羊癫风"，是大脑神经元突发性异常放电，导致短暂的大脑功能障碍的一种慢性疾病。临床表现为突然发作，跌仆倒地，倒地后昏迷不醒，牙关紧密，口吐白沫，全身抽搐，稍后自行缓解，醒后如常人，但可反复发作。中医认为，本病多因先天因素，"病从胎气而得之"；或七情失调，遭受大惊大恐，造成气机逆乱，蒙蔽心神之清窍；或饮食失调，脾胃受损，痰浊内生，痰邪上扰，闭塞心窍；或外伤经络，气血逆乱，风阳内动等造成。刮拭相关穴位，可以定痫息风、祛痰化浊，从而减少发作的次数。

刮拭部位

四神聪： 头顶部，百会前后左右各1寸，共四穴。

大椎： 第7颈椎棘突下凹陷中，后正中线上。

心俞： 第5胸椎棘突下，后正中线旁开1.5寸。

肝俞： 第9胸椎棘突下，后正中线旁开1.5寸。

脾俞： 第11胸椎棘突下，后正中线旁开1.5寸。

肾俞： 第2腰椎棘突下，后正中线旁开1.5寸。

腰奇： 尾骨端直上2寸，骶角之间凹陷中。

鸠尾： 胸剑结合部下1寸，前正中线上。

内关： 腕掌侧远端横纹上2寸，掌长肌腱与桡侧腕屈肌腱之间。

丰隆： 外踝尖上8寸，胫骨前肌外缘。

太冲： 第1、2跖骨间，跖骨底结合部前方凹陷中。

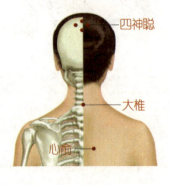
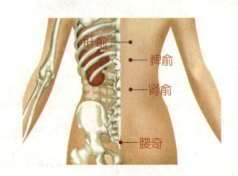

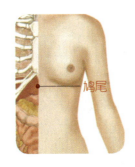
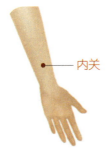
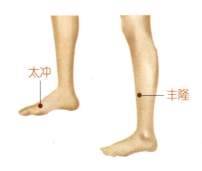

选穴分析

四神聪： 经外奇穴，可改善脑部气血运行。

大椎： 督脉腧穴，又与六阳经相交，可调阴阳逆乱。

心俞、肝俞、脾俞、肾俞： 膀胱经腧穴，可调心、肝、脾、肾之经气。

腰奇： 经外奇穴，是治癫痫经验穴。

鸠尾： 任脉络穴，可调整阴阳，交通任督。

内关： 可疏通心包经经气，开窍醒神。

丰隆： 可调脾胃，消痰浊，通经络。

太冲： 可和胃降浊、清热化痰。

刮拭方法

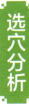

用单角刮法点揉四神聪，以出痧为度。

用面刮法刮拭大椎，以出痧为度。

用面刮法刮拭心俞，以出痧为度。

用面刮法刮拭肝俞，以出痧为度。

用面刮法刮拭脾俞，以出痧为度。

用面刮法刮拭肾俞，以出痧为度。

用面刮法刮拭腰奇，以出痧为度。

用面刮法刮拭鸠尾，以出痧为度。

用面刮法刮拭内关，以出痧为度。

用面刮法刮拭丰隆，以出痧为度。

用点按法点按太冲，以出痧为度。

刮拭提醒

每日或隔日治疗1次。

胃炎

胃炎是胃黏膜炎症的统称,分为急性和慢性两类。临床表现为胃脘部饱胀、持续性上腹部疼痛;并伴有恶心、嗳气、腹泻、食欲减退等症。本病属中医学"胃脘痛""伤食""呕吐"等证范畴,多因饮食不节,暴饮暴食,过饮寒凉,或所食过硬,食积滞于胃,令胃不能消化,气机不畅;或七情不调,肝气横逆伤胃,令胃失和降;或感受外邪,寒邪直侵胃腑,令胃腑经络阻滞;或久病体弱,胃失濡养,令胃气失和而致病。刮拭相关穴位,可健脾养胃、化滞止痛,辅助治疗本病。

刮拭部位

膈俞: 第7胸椎棘突下,后正中线旁开1.5寸。

胆俞: 第10胸椎棘突下,后正中线旁开1.5寸。

脾俞: 第11胸椎棘突下,后正中线旁开1.5寸。

胃俞: 第12胸椎棘突下,后正中线旁开1.5寸。

上脘: 脐中上5寸,前正中线上。

中脘: 脐中上4寸,前正中线上。

下脘: 脐中上2寸,前正中线上。

内关: 腕掌侧远端横纹上2寸,掌长肌腱与桡侧腕屈肌腱之间。

足三里: 犊鼻下3寸,犊鼻与解溪连线上。

三阴交: 内踝尖上3寸,胫骨内侧缘后际。

公孙: 第1跖骨底的前下缘赤白肉际处。

太冲: 第1、第2跖骨间,跖骨底结合部前方凹陷中。

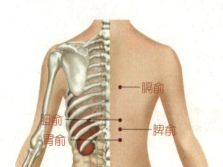
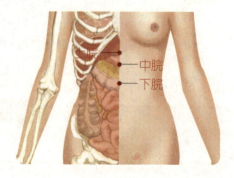

第三章 刮除大隐患：常见病症刮痧疗法

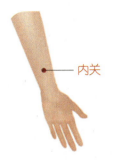
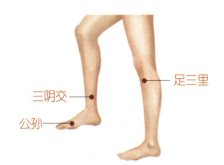
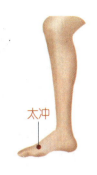

选穴分析

膈俞： 血之海，可活血化瘀，有助于胃部气血的流通。
胆俞、脾俞、胃俞： 足太阳膀胱经腧穴，可以强健肝、胆、脾，促进胃功能恢复正常。
上脘、中脘、下脘： 任脉腧穴，可调和阴阳、和胃止痛。
内关： 手厥阴心包经之络穴，可理气降逆。
足三里： 可调腑气、和胃止痛。
三阴交： 足三阴经（肝、脾、肾）的交会穴，可健脾和胃。
公孙： 脾之络穴，调理脾胃止疼痛。
太冲： 可和胃降浊、清热化痰。

刮拭方法

用面刮法从上向下刮拭膈俞，以出痧为度。
用面刮法从上向下刮拭胆俞至胃俞段，以出痧为度。
用面刮法从上向下刮拭腹部上脘至下脘段，以出痧为度。
用面刮法从上向下刮拭手臂内关，以出痧为度。
用面刮法从上向下刮拭足三里，以出痧为度。
用面刮法从上向下刮拭三阴交，以出痧为度。
用面刮法从上向下刮拭公孙，以出痧为度。
用垂直按揉法按揉太冲，以出痧为度。

刮拭提醒

治疗胃炎需隔日刮痧1次，坚持治疗2周以上，便可见到成效。

胃痛

胃痛，又称"胃脘痛"，是以上腹胃脘部近心窝处经常发生疼痛为特征的一种证候。临床表现为胃脘部饱胀、疼痛、嗳气、食欲减退等。中医认为，其病因多为饮食不节，过食生冷肥甘，令湿热内生，胃失和降；或体质虚弱，脾失健运，寒从内生；或忧思恼怒，气郁化火，肝失条达，令气机阻滞；或外感风寒，内客于胃，令胃气不和而疼痛。刮拭相关穴位，可疏肝理气、和胃止痛，辅助治疗本病。

刮拭部位

膈俞： 第7胸椎棘突下，后正中线旁开1.5寸。

脾俞： 第11胸椎棘突下，后正中线旁开1.5寸。

胃俞： 第12胸椎棘突下，后正中线旁开1.5寸。

上脘： 脐中上5寸，前正中线上。

中脘： 脐中上4寸，前正中线上。

内关： 腕掌侧远端横纹上2寸，掌长肌腱与桡侧腕屈肌腱之间。

足三里： 犊鼻下3寸，犊鼻与解溪连线上。

公孙： 第1跖骨底的前下缘赤白肉际处。

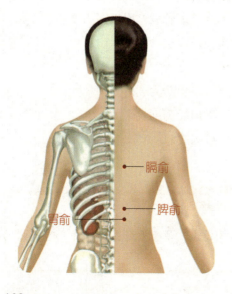

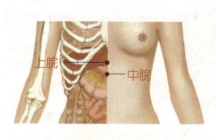

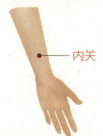

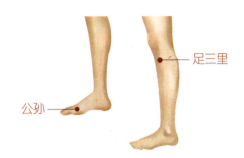

选穴分析

膈俞： 血会之穴，可活血化瘀止胃痛。

脾俞、胃俞： 脾、胃之背俞穴，可健脾和胃、理气止痛。

上脘、中脘： 任脉腧穴，可疏通胃气、升清降浊、和胃止痛。

内关： 手厥阴心包经之络穴，可宣通三焦气机，健脾和胃，镇静止痛。

足三里： 足阳明胃经之合穴，合治内腑，可健脾化湿，镇静止痛。

公孙： 足太阴脾经之络穴，调理脾胃止疼痛。

刮拭方法

用面刮法从上向下刮拭膈俞，以出痧为度。

用面刮法从上向下刮拭脾俞至胃俞段，以出痧为度。

用面刮法从上向下刮拭腹部上脘至中脘段，以出痧为度。

用面刮法从上向下刮拭手臂内关，以出痧为度。

用面刮法从上向下刮拭足三里，以出痧为度。

用面刮法从脚趾向脚跟方向刮拭公孙，以出痧为度。

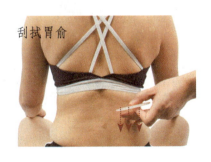

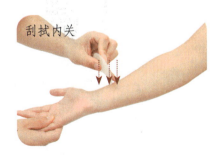

刮拭提醒

每日或隔日治疗1次。

胃痉挛

胃痉挛是指因胃的平滑肌突发一阵阵强烈收缩而引起的剧烈胃痛。属中医学"胃脘痛"范畴。临床多表现为突发性、阵发性或持续性的胃痛，疼痛如刀割、针刺；同时可伴有上腹胀满、恶心、呕吐、面色苍白、汗出肢冷等。中医认为，其病因多为饮食不节，暴饮暴食，饮食积聚客于胃，令胃失和降；或卫外不固，外感寒邪，内客于胃，寒性收引，令胃气不和而痛。应用刮痧疗法可疏通经络、运行气血，使胃部疼痛缓解。

刮拭部位

脾俞： 第11胸椎棘突下，后正中线旁开1.5寸。

胃俞： 第12胸椎棘突下，后正中线旁开1.5寸。

中脘： 脐中上4寸，前正中线上。

天枢： 横平脐中，前正中线旁开2寸。

内关： 腕掌侧远端横纹上2寸，掌长肌腱与桡侧腕屈肌腱之间。

手三里： 前臂背面桡侧，当阳溪与曲池连线上，肘横纹下2寸。

足三里： 犊鼻下3寸，犊鼻与解溪连线上。

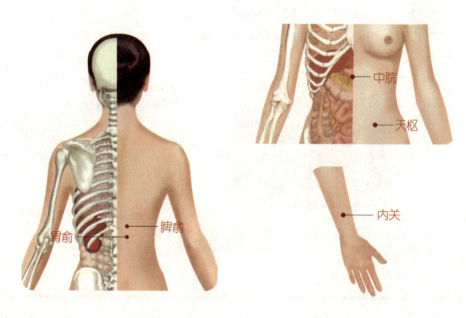

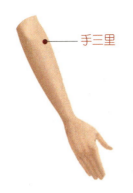
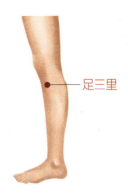

选穴分析

脾俞、胃俞： 脾、胃之背俞穴，可健脾和胃、理气止痛。

中脘： 胃之募穴，可调胃气、止疼痛。

天枢： 足阳明胃经腧穴，可理气止痛、活血散瘀。

内关： 手厥阴心包经之络穴，可条达三焦气机，和胃降逆止痛。

手三里： 手阳明大肠经腧穴，可消肿止痛、清肠利腑。

足三里： 足阳明胃经之合穴，可通腑气、和胃止痛。

刮拭方法

以面刮法从上向下刮拭脾俞至胃俞段，以出痧为度。

以面刮法从上向下刮拭腹部中脘，以出痧为度。

以面刮法从上向下刮拭天枢，以出痧为度。

以面刮法刮拭上肢内关，以出痧为度。

以面刮法刮拭上肢手三里，以出痧为度。

以面刮法从上向下刮拭足三里，以出痧为度。

刮拭提醒

刮痧法缓解胃痉挛，可先用热毛巾擦洗准备刮痧的部位，最好用75%的酒精做常规消毒。施术者手持刮痧工具在润滑剂中蘸湿，沿选定的经穴，顺一个方向，用力均匀、缓慢地刮。一般每处刮20次左右，待皮下出微紫红色或紫黑色即可，刮拭2~5分钟便可见效，具体刮拭时可视个人的具体情况处理。

呃逆

呃逆又称"咳逆",俗称"打嗝",是指气逆上冲,喉间呃呃连声,声短而频繁,不能自制的一种病症,甚则妨碍谈话、咀嚼、呼吸、睡眠等。多在寒凉刺激,饮食过急、过饱,情绪激动,疲劳,呼吸过于深频等诱因下引发。中医认为,该病多因饮食不节,正气亏虚,导致胃气上逆所致。刮拭相关穴位,有宽胸利膈、降逆止呃之功。

刮拭部位

膈俞:第7胸椎棘突下,后正中线旁开1.5寸。
膈关:第7胸椎棘突下,后正中线旁开3寸。
气海:脐中下1.5寸,前正中线上。
关元:脐中下3寸,前正中线上。
太溪:内踝尖与跟腱之间的凹陷中。

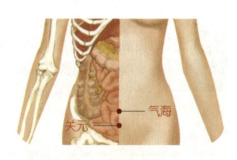

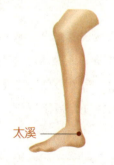

第三章 刮除大隐患：常见病症刮痧疗法

选穴分析

膈俞：足太阳膀胱经腧穴，可利膈止呃。
膈关：足太阳膀胱经腧穴，可宽胸理气、和胃降逆。
气海、关元：任脉腧穴，有助于体内气体的运行。
太溪：足少阴肾经之原穴，有助于调整体内气体运行的通路。

刮拭方法

用面刮法自上而下刮拭背部膈俞、膈关，以出痧为度。
用面刮法从上向下刮拭腹部气海至关元，以出痧为度。
用平面按揉法按揉足部双侧太溪，以出痧为度。

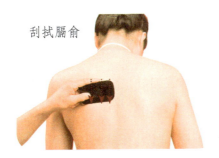

刮拭膈俞

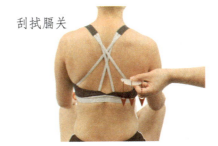

刮拭膈关

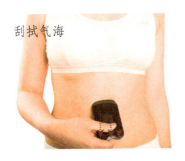

刮拭气海

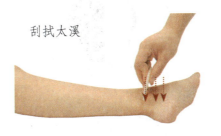

刮拭太溪

刮拭提醒

一般刮拭一次便可见效。刮痧后，患者要注意保暖、休息，精神要安宁，不吃生冷难消化的食物。如果呃逆长时间连续不断，可能提示有疾患或病情恶化，需引起注意。

呕 吐

呕吐是指胃失和降，气逆于上，迫使胃中之物从口中吐出的一种病症。临床以有物有声谓之呕，有物无声谓之吐，无物有声谓之干呕，临床呕与吐常同时发生，故合称为呕吐。中医认为，本病的基本病机为胃失和降、胃气上逆，刮拭相关穴位，可调理脾胃、降逆止呕。

刮拭部位

胃俞：第12胸椎棘突下，后正中线旁开1.5寸。
魄户：第3胸椎棘突下，后正中线旁开3寸。
中府：横平第1肋间隙，锁骨下窝外侧，前正中线旁开6寸。
中脘：脐中上4寸，前正中线上。
内关：腕掌侧远端横纹上2寸，掌长肌腱与桡侧腕屈肌腱之间。
足三里：犊鼻下3寸，犊鼻与解溪连线上。

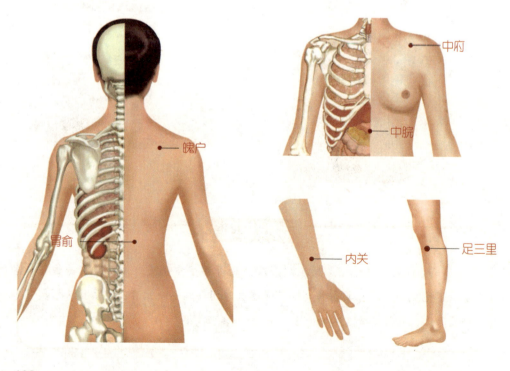

选穴分析

胃俞、中脘： 胃俞为胃之背俞穴，中脘为胃之募穴，二穴俞募相配可和胃止呕。

魄户、中府： 魄户为太阳经腧穴，中府为太阴经腧穴，二穴为降逆止呕要穴。

内关： 善宽胸利气、降逆止呕。

足三里： 胃腑下合穴，善治内腑之症，可通调腑气、降逆止呕。

刮拭方法

用面刮法刮拭胃俞，以出痧为度。
用面刮法刮拭魄户，以出痧为度。
用面刮法刮拭中府，以出痧为度。
用面刮法刮拭中脘，以出痧为度。
用面刮法刮拭内关，以出痧为度。
用面刮法刮拭足三里，以出痧为度。

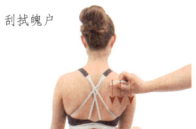
刮拭魄户

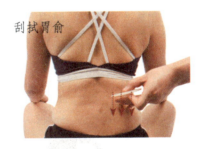
刮拭胃俞

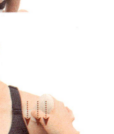
刮拭中府

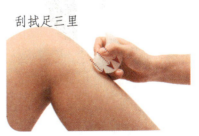
刮拭足三里

刮拭提醒

每日治疗1次。

腹痛

腹痛，是指胃脘以下、耻骨毛际以上部位发生疼痛的病症。临床表现为腹部作痛，可包括全腹痛、脐腹痛、小腹痛、少腹痛等；多可伴有肠鸣、腹胀、矢气、大便异常等。中医认为，此病多因外感时邪，寒邪内阻，气机窒塞，不通则痛；或饮食不节，湿热内蕴，阻遏经络，气机不利；或七情不畅，肝郁气滞，气机郁滞，脉络闭阻；或脾虚气弱，经脉失养而致。刮拭相关穴位，可散寒温里、调理脾胃。

刮拭部位

脾俞： 第11胸椎棘突下，后正中线旁开1.5寸。
胃俞： 第12胸椎棘突下，后正中线旁开1.5寸。
中脘： 脐中上4寸，前正中线上。
气海： 脐中下1.5寸，前正中线上。
天枢： 横平脐中，前正中线旁开2寸。
内关： 腕掌侧远端横纹上2寸，掌长肌腱与桡侧腕屈肌腱之间。
足三里： 犊鼻下3寸，犊鼻与解溪连线上。

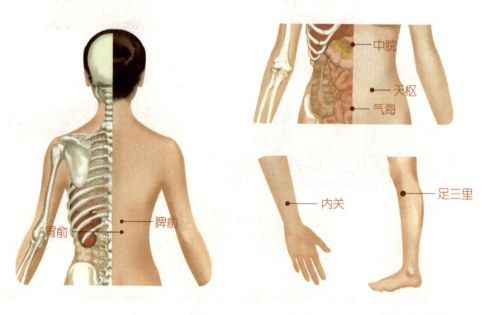

选穴分析

脾俞、胃俞： 脾、胃之背俞穴，可调脾胃之气机。
中脘： 为腑之会，又是胃之募穴，是治疗腹疾要穴。
气海： 气之汇处，可理气、行气。
天枢： 大肠募穴，可调理胃肠。
内关： 手厥阴心包经络穴，可疏肝胃之气。
足三里： 足阳明胃经下合穴，为疏导胃气之枢机。

刮拭方法

用面刮法刮拭脾俞至胃俞段，以出痧为度。
用面刮法刮拭中脘，以出痧为度。
用面刮法刮拭气海，以出痧为度。
用面刮法刮拭天枢，以出痧为度。
用单角刮法刮拭内关，以出痧为度。
用面刮法刮拭足三里，以出痧为度。

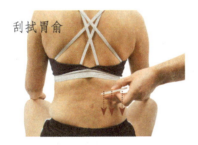

刮拭胃俞

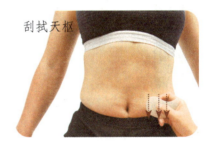

刮拭天枢

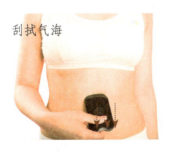

刮拭气海

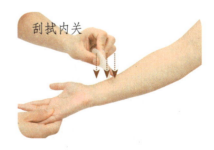

刮拭内关

刮拭提醒

刮拭以上穴位施泻法，每日治疗1次。

腹胀

腹胀是一种常见的消化系统症状，可以是一种主观上的感觉，感到腹部的一部分或全腹部胀满，通常伴有相关的症状，如呕吐、腹泻、嗳气等；也可以是一种客观上的检查所见，发现腹部一部分或全腹部膨隆。中医认为，腹胀多因饮食、废气凝结于肠胃所致，刮拭胃肠区相关穴位，可以调理肠胃不适，帮助废气排出，快速解决腹胀。

刮拭部位

至阳： 第7胸椎棘突下凹陷中，后正中线上。

肝俞： 第9胸椎棘突下，后正中线旁开1.5寸。

胃俞： 第12胸椎棘突下，后正中线旁开1.5寸。

悬枢： 第1腰椎棘突下凹陷中，后正中线上。

大肠俞： 第4腰椎棘突下，后正中线旁开1.5寸。

小肠俞： 横平第1骶后孔，后正中线旁开1.5寸。

上脘： 脐中上5寸，前正中线上。

下脘： 脐中下2寸，前正中线上。

天枢： 横平脐中，前正中线旁开2寸。

气海： 脐中下1.5寸，前正中线上。

足三里： 犊鼻下3寸，犊鼻与解溪连线上。

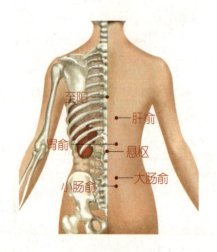
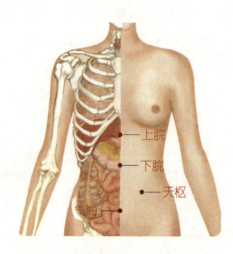

第三章 刮除大隐患：常见病症刮痧疗法

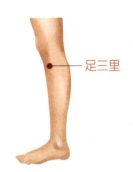
足三里

选穴分析

至阳：督脉腧穴，可宽胸利膈。

肝俞：足太阳膀胱经腧穴，是治疗肝胆疾患的要穴。

胃俞：胃之背俞穴，可健脾、和胃、降逆。

悬枢：督脉腧穴，可助阳健脾、通调肠气。

大肠俞：大肠之背俞穴，可理气降逆、调和肠胃。

小肠俞：小肠之背俞穴，可清热利湿。

上脘、下脘：任脉腧穴，可和中降逆、利膈化痰。

气海：气之汇处，可调理气机、顺气除胀。

天枢：大肠之募穴，可调腑气。

足三里：足阳明胃经下合穴，可疏导胃气。

刮拭方法

用面刮法从上向下刮拭背部至阳到悬枢段。

用面刮法从上向下刮拭肝俞至胃俞。

用面刮法从上向下刮拭大肠俞至小肠俞段。

用面刮法刮拭腹部上脘至下脘段。

用面刮法刮拭气海。

用面刮法刮拭天枢。

用平面按揉法按揉足三里。

刮拭提醒

轻度腹胀患者，一般刮拭2次便可治愈。如果持续腹胀超过3天，并且没有其他诱因，还伴有严重腹痛，可能是阑尾炎发作；若伴有右上腹痛，可能是患了胆结石或胃溃疡，如有此类情况应立即到医院就诊。

慢性腹泻

慢性腹泻属于功能性腹泻，是肠功能紊乱引起的腹泻，包括结肠过敏、情绪性、消化不良引起的腹泻。属中医的"泄泻""下利"等病范畴。中医认为，引起腹泻的最基本原因是脾胃的功能失常，正所谓"泄泻之本，无不由于脾胃"。另外，七情伤肝，肝郁气滞，肝气横逆犯脾，令脾失健运；肾阳不足，不能温暖脾土，令水谷不化，而成泄泻。刮痧能够清理肠胃、止泻，促进身体康复。

刮拭部位

脾俞：第11胸椎棘突下，后正中线旁开1.5寸。

肾俞：第2腰椎棘突下，后正中线旁开1.5寸。

大肠俞：第4腰椎棘突下，后正中线旁开1.5寸。

中脘：脐中上4寸，前正中线上。

建里：脐中上3寸，前正中线上。

章门：第11肋游离端的下际。

气海：脐中下1.5寸，前正中线上。

足三里：犊鼻下3寸，犊鼻与解溪连线上。

上巨虚：犊鼻下6寸，犊鼻与解溪连线上。

阴陵泉：胫骨内侧髁下缘与胫骨内侧缘之间的凹陷中。

公孙：第1跖骨底的前下缘赤白肉际处。

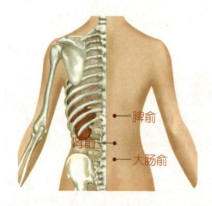

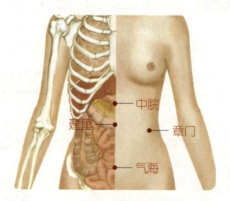

第三章 刮除大隐患：常见病症刮痧疗法

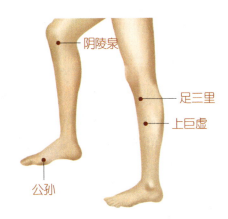

选穴分析

脾俞、肾俞、大肠俞： 足太阳膀胱经腧穴，可调脾、肾、大肠之经气，补气益肾止泄。

中脘： 胃之募穴，又是腑会，可以通腑气、消食导滞。

建里： 任脉腧穴，可调健脾胃、消积化滞。

章门： 足厥阴肝经腧穴，脾之募穴，可清利湿热。

气海： 可益气举陷。

足三里： 足阳明胃经腧穴，可健脾祛湿。

上巨虚： 足阳明胃经腧穴，为大肠之下合穴，"合治内腑"。

阴陵泉： 足太阴脾经腧穴，主治腹胀、腹泻。

公孙： 足太阴脾经之络穴，八脉交会穴之一，可健脾益胃。

刮拭方法

用面刮法从上到下刮拭背部的脾俞至大肠俞。

用面刮法从上到下刮拭腹部中脘至气海、双侧章门。

用面刮法从上到下刮拭足三里至上巨虚。

用平面按揉法按揉双侧阴陵泉、公孙。

刮拭提醒

刮痧辅助治疗腹泻时，用补法轻刮，直到出现痧痕为止。每日刮拭1次，3次为一个疗程，一般患者一个疗程后便可止泻。

淋证

淋证，是以排尿时小便频急，尿色深黄，尿道涩痛，排出不爽，淋漓不止，小腹拘急或痛引腰腹为特征的病症。临床多表现为尿频、尿急、尿痛，尿道灼热，排尿不畅或尿中夹有砂粒状物；或尿道口有分泌物，尿后余沥未尽；可伴有腰酸腰痛，劳累后多有加重。中医认为，此病主要为湿热蕴结下焦所致，刮拭相关部位，有清热利湿、通淋止痛之功。

刮拭部位

肾俞：第2腰椎棘突下，后正中线旁开1.5寸。
膀胱俞：横平第2骶后孔，后正中线旁开1.5寸。
中极：脐中下4寸，前正中线上。
水道：脐中下3寸，前正中线旁开2寸。
阴陵泉：胫骨内侧髁下缘与胫骨内侧缘之间的凹陷中。
三阴交：内踝尖上3寸，胫骨内侧缘后际。

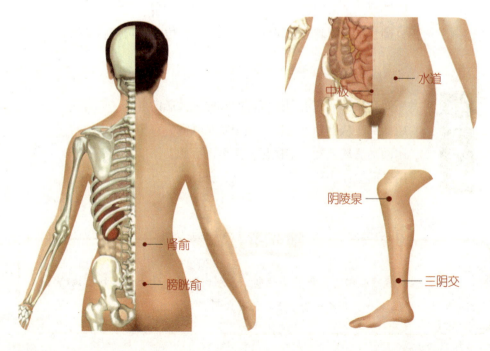

第三章 刮除大隐患：常见病症刮痧疗法

选穴分析

肾俞、膀胱俞： 足太阳膀胱经腧穴，可疏利肾和膀胱气机。
中极： 任脉腧穴，又是膀胱募穴，可通利膀胱气机。
水道： 足阳明胃经腧穴，可分清泌浊，通利小便。
阴陵泉、三阴交： 足太阴脾经腧穴，阴陵泉为脾经合穴，三阴交为肝、脾、肾三经之交会穴，可疏调气机、通利小便。

刮拭方法

用面刮法刮拭肾俞，以出痧为度。
用面刮法刮拭膀胱俞，以出痧为度。
用面刮法刮拭中极，以出痧为度。
用面刮法刮拭水道，以出痧为度。
用面刮法刮拭阴陵泉，以出痧为度。
用单角刮法刮拭三阴交，以出痧为度。

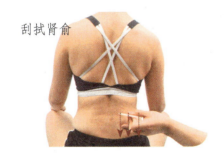

刮拭肾俞

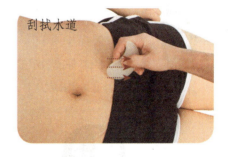

刮拭水道

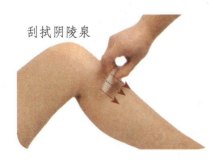

刮拭阴陵泉

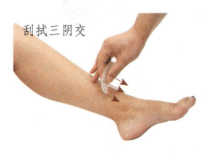

刮拭三阴交

刮拭提醒

刮拭施泻法或平补平泻法，每日治疗1次。

慢性肾炎

慢性肾炎是慢性肾小球肾炎的简称，属中医"水肿""腰痛""虚劳"范畴。临床表现以浮肿为主症，或眼睑，或下肢，或全身；可伴有少气懒言，体乏无力，腰膝酸软，大便溏薄；或手足心热，口燥咽干，大便干燥；或眼目干涩、视物模糊等。中医认为，此病多因脾肾两虚所致。在相关穴位刮拭可健脾益肾、利水消肿，提高机体抗病能力。

刮拭部位

脾俞： 第11胸椎棘突下，后正中线旁开1.5寸。
三焦俞： 第1腰椎棘突下，后正中线旁开1.5寸。
肾俞： 第2腰椎棘突下，后正中线旁开1.5寸。
中脘： 脐中上4寸，前正中线上。
关元： 脐中下3寸，前正中线上。
足三里： 犊鼻下3寸，犊鼻与解溪连线上。
三阴交： 内踝尖上3寸，胫骨内侧缘后际。

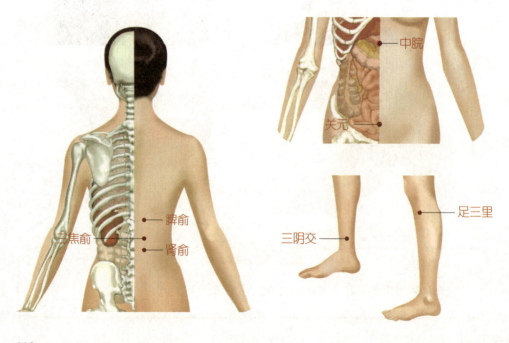

第三章 刮除大隐患：常见病症刮痧疗法

选穴分析

脾俞、三焦俞、肾俞： 足太阳膀胱经腧穴，又分别为脾、三焦、肾之背俞穴，三穴可令脾气充，肾气盛，水道通利。

中脘： 任脉腧穴，可补气血、助腑气。

关元： 任脉腧穴，又与足三阴经相交，可调补先天，鼓舞肾气。

足三里： 足阳明胃经之合穴，为气机升降之枢机。

三阴交： 足太阴脾经腧穴，可调肝、脾、肾之经气，有滋阴、健脾、助阳之功。

刮拭方法

用面刮法刮拭脾俞、三焦俞、肾俞段，以出痧为度。

用面刮法刮拭中脘，以出痧为度。

用面刮法刮拭关元，以出痧为度。

用面刮法刮拭足三里，以出痧为度。

用单角刮法刮拭三阴交，以出痧为度。

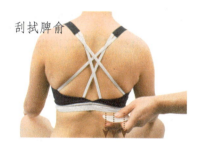

刮拭脾俞

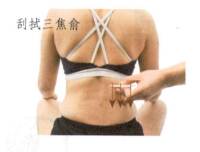

刮拭三焦俞

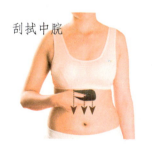

刮拭中脘

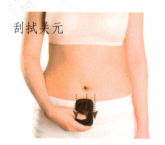

刮拭关元

刮拭提醒

刮拭以上穴位可施补法，每日或隔日治疗1次。

盗汗

盗汗是指睡则汗出，醒则汗止，又被称为"寝汗"。临床多表现为睡熟之时，汗出涔涔，甚则淋漓至全身湿透，汗出不止，醒后汗收；可伴有心悸多惊、神疲乏力、面黄身瘦、胃纳不佳等。中医认为，盗汗是阴虚所致，刮拭相关部位，可滋阴降火、益气固表，治疗该病。

刮拭部位

颈百劳： 第7颈椎棘突直上2寸，后正中线旁开1寸。

肺俞： 第3胸椎棘突下，后正中线旁开1.5寸。

心俞： 第5胸椎棘突下，后正中线旁开1.5寸。

肝俞： 第9胸椎棘突下，后正中线旁开1.5寸。

阴郄： 腕掌侧远端横纹上0.5寸，尺侧腕屈肌腱的桡侧缘。

劳宫： 横平第3掌指关节近端，第2、3掌骨之间偏于第3掌骨。

太溪： 内踝尖与跟腱之间的凹陷中。

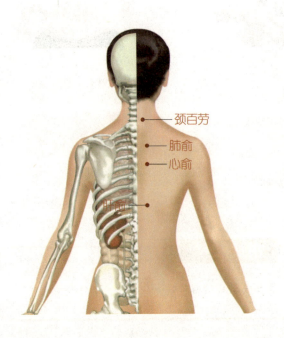

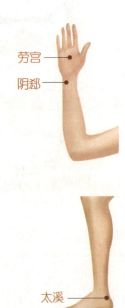

选穴分析

颈百劳： 经外奇穴，可补虚壮体，其位于督脉旁，故可固表紧腠理止汗。

肺俞： 肺的背俞穴，肺主皮毛，司汗孔的开合，对汗液的排泄有调控作用。

心俞： 心的背俞穴，汗为心之液，故心对汗的生成有抑制作用。

肝俞： 肝的背俞穴，可滋阴降火。

阴郄、劳宫： 阴郄为手少阴心经腧穴，劳宫为手厥阴心包经腧穴，二穴皆可调控汗液。

太溪： 足少阴肾经之原穴，可滋阴降火敛汗。

刮拭方法

用面刮法刮拭颈百劳，以微出痧为度。

用面刮法刮拭肺俞，以微出痧为度。

用面刮法刮拭心俞，以微出痧为度。

用面刮法刮拭肝俞，以微出痧为度。

用单角刮法刮拭阴郄，以微出痧为度。

用单角刮法刮拭劳宫，以微出痧为度。

用单角刮法刮拭太溪，以微出痧为度。

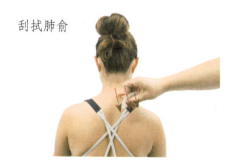

刮拭肺俞

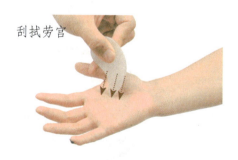

刮拭劳宫

刮拭提醒

刮拭手法宜轻，施补法或平补平泻法。每日或隔日治疗1次。

便秘

便秘是由于大肠传导功能失常导致的以大便排出困难,排便时间或排便间隔时间延长为临床特征的一种大肠病证。其病因是多方面的,主要有外感寒热之邪,内伤饮食情志,病后体虚,阴阳气血不足等。刮拭身体相关穴位,可通调腑气、润肠通便。

刮拭部位

迎香: 鼻翼外缘中点旁,鼻唇沟中。
天枢: 横平脐中,前正中线旁开2寸。
少商: 拇指末节桡侧,指甲根角侧上方0.1寸。
商阳: 食指末节桡侧,指甲根角侧上方0.1寸。
足三里: 犊鼻下3寸,犊鼻与解溪连线上。
上巨虚: 犊鼻下6寸,犊鼻与解溪连线上。

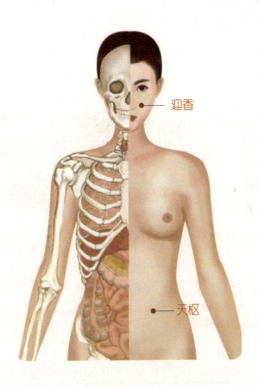
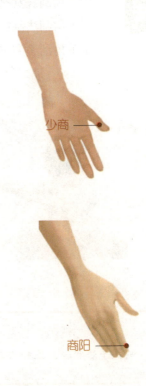

第三章 刮除大隐患：常见病症刮痧疗法

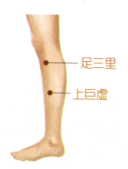

选穴分析

迎香： 可调节肠胃功能。
天枢： 大肠之募穴，主治大肠功能失调。
少商、商阳： 有助于疏泄阳热、调理肠胃。
足三里、上巨虚： 足三里是胃的下合穴，上巨虚是大肠的下合穴，两穴具有调理肠胃的功能。

刮拭方法

用平面按揉法分别按揉鼻两侧迎香。
用面刮法从上向下刮拭腹部天枢。
用面刮法从上向下刮拭手部少商、商阳。
用面刮法从上向下刮拭下肢足三里至上巨虚段。

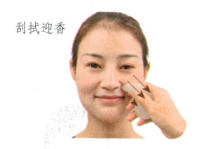
刮拭迎香

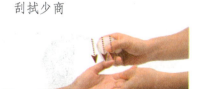
刮拭少商

刮拭提醒

每个部位刮3~5分钟，一般不超过10分钟，待皮肤出现红点如粟，立即停止。刮痧对热秘、气秘、寒秘，疗效很明显，虚秘和习惯性便秘，如能长期坚持刮痧，同样会收到较好的效果。但要注意每次刮痧，都要等上次的痧完全消退了，才能刮下次。

中暑

中暑是在高温环境下,人体产生的严重不良反应。当外界温度过高,长时间日晒、湿热或空气不流通的高温环境等阻碍了人体散热时,就会发生中暑。中暑可以分为先兆中暑、轻度中暑和重度中暑。中暑会出现头痛、耳鸣、头晕、发热、血压下降、恶心、呕吐、肢体痉挛、昏迷等症状。中暑刮痧要选择在阴凉通风的地方,让患者平躺,为其解开衣领皮带,以风扇等来为其散热。

刮拭部位

人中： 鼻唇沟的上1/3与下2/3交界处。

百会： 前发际正中直上5寸,头顶正中心。

大椎： 第7颈椎棘突下凹陷中,后正中线上。

肺俞： 第3胸椎棘突下,后正中线旁开1.5寸。

心俞： 第5胸椎棘突下,后正中线旁开1.5寸。

至阳： 第7胸椎棘突下凹陷中,后正中线上。

曲池： 尺泽与肱骨外上髁连线中点凹陷中。

内关： 腕掌侧远端横纹上2寸,掌长肌腱与桡侧腕屈肌腱之间。

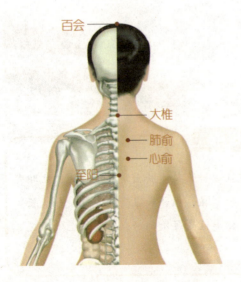
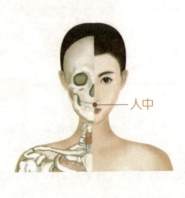

第三章 刮除大隐患：常见病症刮痧疗法

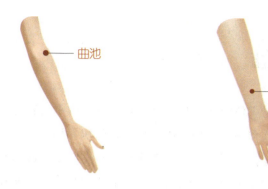

选穴分析

人中、百会： 具有清热、开窍、醒脑的功效。
大椎、至阳： 可宁心开窍、宽中理气。
肺俞、心俞： 可清泄心、肺之热。
内关、曲池： 可宣通毛窍，有助于暑热之邪得以宣散。

刮拭方法

放松身体，手握刮痧板以重力连续点按人中。
以单角刮法刮拭头部百会。
用面刮法从上向下刮拭背部大椎至至阳，双侧肺俞至心俞。
用面刮法从上向下刮拭内关、曲池。

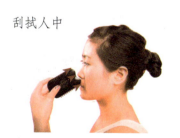
刮拭人中

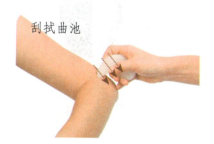
刮拭曲池

刮拭提醒

每个部位通常要刮3～5分钟，直到出现紫红色的刮痕。每次刮痧应该相隔3～6天，要根据皮肤上面的刮痕是否褪去来判断是否再次刮痧。

肥胖症

肥胖症是指人体脂肪沉积过多，超出标准体重的20%。中医认为，此病多因饮食不节，嗜食肥甘，湿热蕴积，热聚肺胃；或久坐久卧，脾失健运，水湿停聚，凝聚成痰，溢于肌肤；或养尊处优，劳逸失调，痰湿停聚而成。通过对局部部位的刮痧，能通经活络、消脂除湿，既可减去体表脂肪，又可减去体内深层多余脂肪，从而达到安全、保健、不伤害生理的快速减肥目的。

刮拭部位

大椎： 第7颈椎棘突下凹陷中，后正中线上。
腰阳关： 第4腰椎棘突下凹陷中，后正中线上。
中脘： 脐中上4寸，前正中线上。
关元： 脐中下3寸，前正中线上。
大横： 脐中旁开4寸。
居髎： 髂前上棘与股骨大转子最凸点连线的中点处。

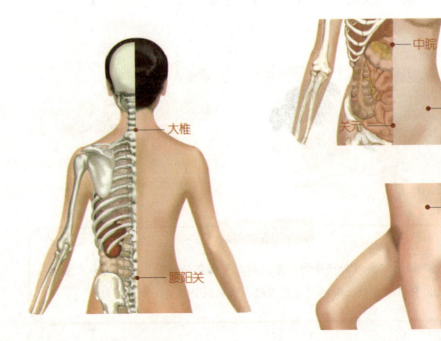

第三章 刮除大隐患：常见病症刮痧疗法

选穴分析

大椎： 督脉腧穴，可疏调太阳之气。
腰阳关： 督脉腧穴，可祛寒除湿、舒筋活络。
中脘： 任脉腧穴，为胃之募，腑之会，可和胃健脾、降逆利水。
关元： 任脉腧穴，小肠募穴，可促进人体对脂肪的消耗和利用。
大横： 足太阴脾经腧穴，足太阴、阴维之会，可调理肠胃。
居髎： 足少阳胆经腧穴，可舒筋活络。

刮拭方法

用面刮法刮拭颈部大椎，以出痧为度。
用面刮法刮拭背部腰阳关，以出痧为度。
用面刮法刮拭腹部中脘、关元、大横，以出痧为度。
用面刮法刮拭居髎，以出痧为度。

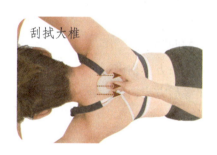
刮拭大椎

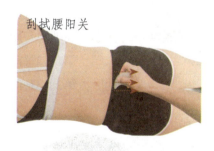
刮拭腰阳关

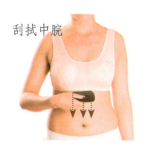
刮拭中脘

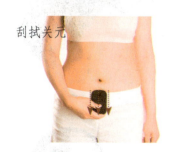
刮拭关元

刮拭提醒

隔日1次，10次为1疗程。

牙痛

牙痛，是口腔科疾病最常见的症状之一，其表现为牙龈红肿、遇冷热刺激痛、面颊部肿胀等。多由牙龈炎、牙周炎、蛀牙或折裂牙导致牙髓（牙神经）感染所引起。中医认为，牙痛是由外感风邪、胃火炽盛、肾虚火旺、虫蚀牙齿等原因所致。刮拭相关穴位，可清热泻火、通经止痛，从而治疗本病。

刮拭部位

- **下关**：颧弓下缘中央与下颌切迹之间凹陷中。
- **颊车**：下颌角前上方约1横指（中指）。
- **风池**：枕骨之下，胸锁乳突肌上端与斜方肌上端之间的凹陷中。
- **外关**：腕背侧远端横纹上2寸，尺骨与桡骨间隙中点。
- **二间**：第2掌指关节桡侧远端赤白肉际处。
- **合谷**：第2掌骨桡侧的中点处。
- **太溪**：内踝尖与跟腱之间的凹陷中。
- **行间**：第1、2趾间，趾蹼缘后方赤白肉际处。
- **内庭**：第2、3趾间，趾蹼缘后方赤白肉际处。

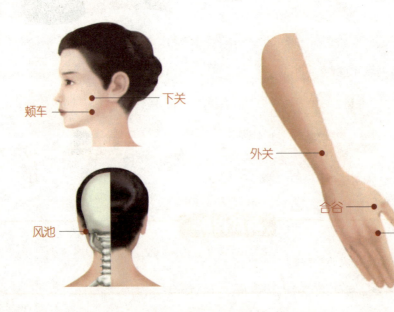

第三章　刮除大隐患：常见病症刮痧疗法

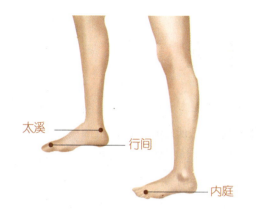

选穴分析

下关、颊车：可通经止痛。
风池：可疏风解表，治疗牙痛。
外关、二间、合谷、太溪、行间、内庭：可清热泻火止痛，有助于牙痛的缓解。

刮拭方法

用平面按揉法按揉面部下关、颊车。
用单角刮法刮拭头部风池。
用面刮法刮拭外关、二间，用平面按揉法按揉手背合谷。
用平面按揉法按揉太溪。
用垂直按揉法按揉足背部行间、内庭。

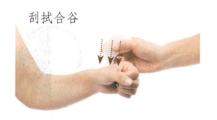

刮拭合谷

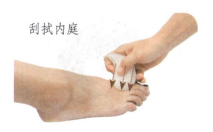

刮拭内庭

刮拭提醒

刮痧治疗牙痛可即时见效，疗效较好，病程较长者需治疗2～3次。

扁桃体炎

扁桃体炎是扁桃体的炎症。由病毒引起者,局部及全身症状皆较轻,扁桃体充血,表面无渗出物;由细菌所致者,症状较重,起病较急,可有恶寒及高热,体温可达39℃~40℃,幼儿可因高热而抽搐。咽痛明显,吞咽时尤重,甚至可放射到耳部,病程约7天左右。中医称扁桃体炎为"乳蛾",认为急乳蛾多因风热外侵、肺胃蕴热所致;而慢乳蛾主要因痰气阻塞、热火上扰、痰瘀内结所致。刮拭相关穴位,可泻火解毒、清热止痛,辅助治疗本病。

刮拭部位

翳风: 乳突下端前方凹陷中。
天突: 胸骨上窝中央,前正中线上。
大椎: 第7颈椎棘突下凹陷中,后正中线上。
曲池: 在尺泽与肱骨外上髁连线中点凹陷中。
合谷: 第2掌骨桡侧的中点处。
鱼际: 第1掌骨中点桡侧,赤白肉际处。
少商: 手拇指末节桡侧,指甲根角侧上方0.1寸。
太溪: 内踝尖与跟腱之间的凹陷中。
内庭: 第2、3趾间,趾蹼缘后方赤白肉际处。

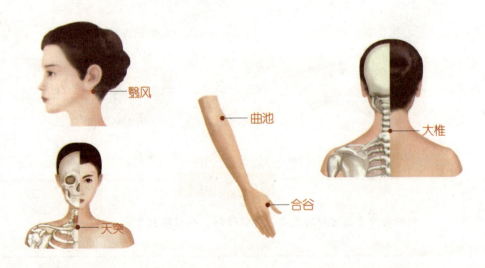

第三章 刮除大隐患：常见病症刮痧疗法

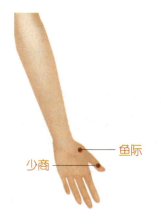
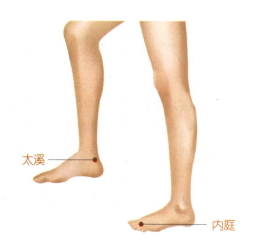

少商　鱼际　　太溪　　内庭

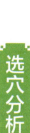

选穴分析

翳风： 可活络消肿。
大椎： 可宣散阳热，泻火解毒。
天突： 可行气解表，养阴清热。
曲池、合谷： 二穴相配，可疏风解表、清热止痛。
少商、鱼际： 二穴相伍，可宣肺清热、利咽止痛。
太溪： 可滋肾阴清虚热。
内庭： 可清泻邪热。

刮拭方法

放松身体，以单角刮法刮拭翳风、天突，以出痧为度。
以面刮法从上向下刮拭背部大椎，以出痧为度。
用面刮法从上向下刮拭上肢曲池、少商、鱼际，以出痧为度。
以平面按揉法按揉手背合谷，以出痧为度。
以平面按揉法按揉下肢太溪，以出痧为度。
用垂直按揉法按揉内庭，以出痧为度。

刮拭提醒

用刮痧治疗扁桃体炎，急性患者可每日刮拭一次，一般7次为一个疗程；慢性患者一般2周为一个疗程。

视力减退

视力减退是临床常见的一个症状，可见于多种眼病，主要是用眼不当、用眼过度，或年老、体弱，以致出现近视、远视、散光、视物模糊等。中医认为，视力减退主要在于先天禀赋不足，或疾病耗伤，引起肝肾不足、气血虚弱，使目失所养。刮拭身体相关穴位，可以调补眼部气血、滋阴明目，从而达到治疗的作用。

刮拭部位

攒竹： 眉头凹陷中，额切迹处。
瞳子髎： 目外眦外侧0.5寸凹陷中。
睛明： 目内眦内上方眶内侧壁凹陷中。
承泣： 眼球与眶下缘之间，瞳孔直下。
肝俞： 第9胸椎棘突下，后正中线旁开1.5寸。
肾俞： 第2腰椎棘突下，后正中线旁开1.5寸。
风池： 枕骨之下，胸锁乳突肌上端与斜方肌上端之间的凹陷中。
合谷： 第2掌骨桡侧的中点处。
光明： 外踝尖上5寸，腓骨前缘。

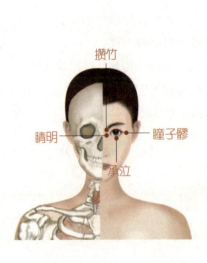

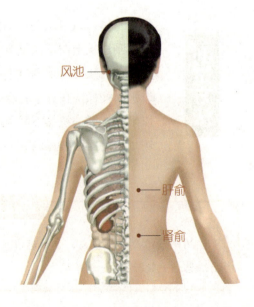

第三章 刮除大隐患：常见病症刮痧疗法

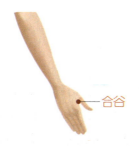
合谷

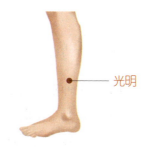
光明

选穴分析

攒竹、睛明： 可疏调局部经气，调节眼部气血。

瞳子髎、承泣： 治疗眼疾有效穴。

肝俞、肾俞： 可调补肝肾经气。

合谷、风池： 可疏风通络。

光明： 可调补肝胆而明目。

刮拭方法

用平面按揉法按揉面部攒竹、瞳子髎、承泣，以局部皮肤泛红为度。

用垂直按揉法按揉睛明，以局部皮肤泛红为度。

用单角刮法刮拭后头部风池，以出痧为度。

用面刮法从上向下刮拭背部肝俞、肾俞，以出痧为度。

用平面按揉法按揉手背部合谷，以出痧为度。

用平面按揉法按揉下肢外侧光明，以出痧为度。

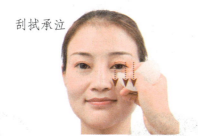
刮拭承泣

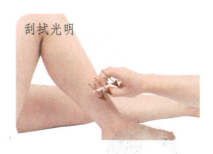
刮拭光明

刮拭提醒

刮痧治疗视力减退，7次为一个疗程，一般需治疗5～7个疗程方可见到成效。

目赤肿痛

目赤肿痛为多种眼科疾患的一个急性症状，俗称火眼或红眼，常见目睛红赤、畏光、流泪、目涩难睁、眼睑肿胀，可伴头痛、发热、口苦、咽痛，常见于急性结膜炎、结核性结膜炎、急性流行性结膜炎、急性出血性结膜炎。中医认为，该病多因外感时邪，侵袭目窍，郁而不宣，或因肝胆火盛，以致经脉闭阻，血壅气滞所致。刮拭相关穴位，可疏风清热、养肝明目，有效治疗目赤红肿。

刮拭部位

上星： 前发际正中直上1寸。
眉冲： 额切迹直上入发际0.5寸。
攒竹： 眉头凹陷中，额切迹处。
太阳： 眉梢与目外眦之间，向后约1横指的凹陷中。
风池： 枕骨之下，胸锁乳突肌上端与斜方肌上端之间的凹陷中。
肺俞： 第3胸椎棘突下，后正中线旁开1.5寸。
肝俞： 第9胸椎棘突下，后正中线旁开1.5寸。
胆俞： 第10胸椎棘突下，后正中线旁开1.5寸。
三间： 第2掌指关节桡侧近端凹陷中。
二间： 第2掌指关节桡侧远端赤白肉际处。
合谷： 第2掌骨桡侧的中点处。
商阳： 食指末节桡侧，指甲根角侧上方0.1寸。
少商： 拇指末节桡侧，指甲根角侧上方0.1寸。
光明： 外踝尖上5寸，腓骨前缘。
阳辅： 外踝尖上4寸，腓骨前缘稍前方。
侠溪： 第4、5趾间，趾蹼缘后方赤白肉际处。

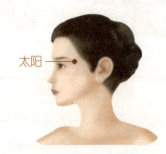
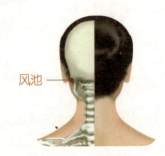

第三章 刮除大隐患：常见病症刮痧疗法

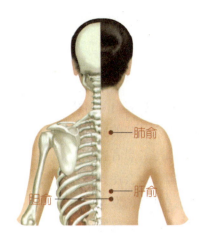
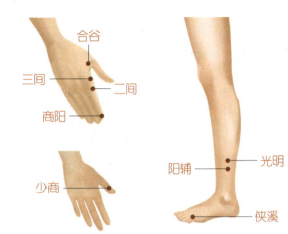

选穴分析

眉冲、攒竹、太阳： 可治疗眼部疾病。
上星、风池： 可疏泄风热。
肺俞、肝俞、胆俞： 可宣肺清热，疏阳平肝。
三间、二间、合谷、商阳、少商、光明、阳辅、侠溪： 可清热散风、清肝明目。

刮拭方法

放松身体，用面刮法刮拭上星、眉冲、攒竹，以局部皮肤泛红为度。
用平面按揉法按揉患侧太阳，以局部皮肤泛红为度。
用单角刮法刮拭头颈部双侧风池，以出痧为度。
用面刮法自上而下刮拭背部双侧肺俞、肝俞、胆俞，以出痧为度。
用平面按揉法按揉合谷，以出痧为度。
用面刮法刮拭三间和二间，以出痧为度。
用推刮法刮拭商阳和少商，以出痧为度。
用平面刮法刮拭小腿外侧光明至阳辅，以出痧为度。
用垂直按揉法按揉侠溪，以出痧为度。

刮拭提醒

刮痧法治疗目赤肿痛，可每日刮拭1次，3天为一个疗程。

耳鸣

耳鸣是因听觉功能紊乱而产生的一种临床症状，患者自觉耳内有声，鸣响不断，时发时止，重者可妨碍听觉。引发耳鸣的原因有很多，患耳部疾病，如外耳道阻塞、内耳压力增高等，患者容易出现耳鸣。此外，心肺病、高血压、药物过敏等原因，也会使人体内部噪音增大，超过常规值，导致耳鸣。中医认为，耳鸣的发生是由于郁怒伤肝、肝火暴亢、循经上炎所致。在相应穴位刮痧能够疏肝泄胆、调和气血、通经活络，从而改善症状。

刮拭部位

肝俞：第9胸椎棘突下，后正中线旁开1.5寸。
肾俞：第2腰椎棘突下，后正中线旁开1.5寸。
听宫：耳屏正中与下颌骨髁突之间的凹陷中。
耳门：耳屏上切迹与下颌骨髁突之间的凹陷中。
翳风：乳突下端前方凹陷中。
听会：耳屏间切迹与下颌骨髁突之间的凹陷中。
外关：腕背侧远端横纹上2寸，尺骨与桡骨间隙中点。
三阴交：内踝尖上3寸，胫骨内侧缘后际。

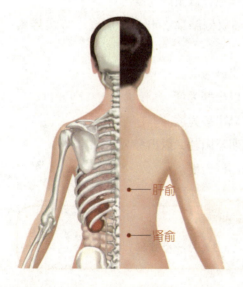
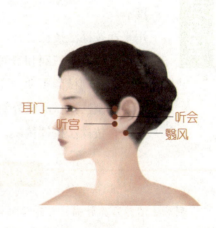

第三章 刮除大隐患：常见病症刮痧疗法

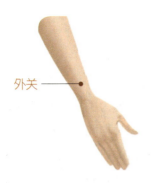
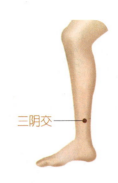

选穴分析

肝俞、肾俞： 足太阳膀胱经腧穴，肾通于耳，故二穴可降肝火、益肾精。
听宫、听会、耳门、翳风： 均位于耳周，可疏风通络、开窍聪耳。
外关： 手少阳三焦经腧穴，可疏通三焦经气、畅通耳窍。
三阴交： 足太阴脾经腧穴，可通三阴经之经气。

刮拭方法

用面刮法刮拭后背两侧肝俞、肾俞，以微显痧痕为度。
用单角刮法刮拭听宫、听会、耳门、翳风，以微显痧痕为度。
用面刮法刮拭上肢外关，以微显痧痕为度。
用面刮法刮拭下肢三阴交，以微显痧痕为度。

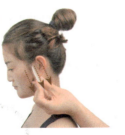

刮拭耳门

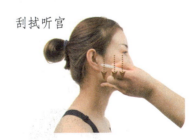

刮拭听宫

刮拭提醒

施平补平泻手法，隔日治疗1次。

鼻窦炎

鼻窦炎以鼻流腥臭脓涕、鼻塞、嗅觉减退为主症，常伴头痛。有急性和慢性之分。中医认为，急慢性鼻窦炎均属"鼻渊"范畴。发病机理主要为肺经风热，壅塞鼻窍；胆腑郁热，上攻鼻窍；脾胃湿热，困结鼻窍；肺气虚寒，邪犯鼻窍；脾气虚弱，湿困鼻窍等。急性鼻窦炎多为实证，慢性鼻窦炎则多为虚证或虚实夹杂证。刮拭身体相关穴位，有通经活络、清泄风热、理气开窍之功，可治疗本病。

刮拭部位

百会： 前发际正中直上5寸，头顶正中心。
印堂： 两眉毛内侧端中间的凹陷中。
攒竹： 眉头凹陷中，额切迹处。
上迎香： 鼻翼软骨与鼻甲的交界处，近鼻唇沟上端处。
迎香： 鼻翼外缘中点旁，鼻唇沟中。
风池： 枕骨之下，胸锁乳突肌上端与斜方肌上端之间的凹陷中。
胆俞： 第10胸椎棘突下，后正中线旁开1.5寸。
脾俞： 第11胸椎棘突下，后正中线旁开1.5寸。
合谷： 第2掌骨桡侧的中点处。
列缺： 腕掌侧远端横纹上1.5寸，拇短伸肌腱与拇长展肌腱之间，拇长展肌腱沟的凹陷中。
太渊： 腕掌横纹桡侧端，桡动脉的桡侧凹陷中。
阴陵泉： 小腿内侧，胫骨内侧髁下缘与胫骨内侧缘之间的凹陷中。
三阴交： 内踝尖上3寸，胫骨内侧缘后际。

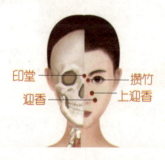
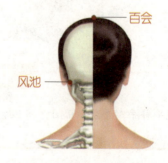

第三章 刮除大隐患：常见病症刮痧疗法

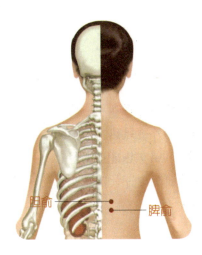
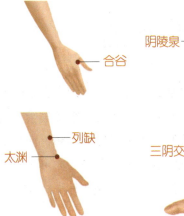
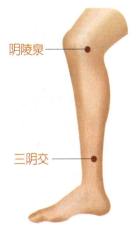

选穴分析

百会、风池： 可疏风解表。
印堂、迎香、上迎香、攒竹： 可通经活络而利鼻窍。
胆俞、脾俞： 可平肝利胆、疏热泄阳。
列缺、太渊： 可宣肺理气。
合谷： 可疏风解表。
阳陵泉、三阴交： 可通经活络。

刮拭方法

放松身体，用单角刮法刮拭头顶部百会，以局部皮肤泛红为度。
用平面按揉法按揉面部印堂、攒竹、上迎香、迎香，以局部皮肤泛红为度。
用单角刮法刮拭头颈双侧风池，以出痧为度。
用面刮法刮拭背部双侧胆俞至脾俞，以出痧为度。
用面刮法刮拭上肢列缺至太渊段，以出痧为度。
用平面按揉法按揉手背合谷，以出痧为度。
用面刮法从上向下刮拭下肢阴陵泉至三阴交，以出痧为度。

刮拭提醒

刮痧治疗鼻窦炎，刮拭7次为一个疗程，一般需3~4个疗程方可见效。

咽喉肿痛

咽喉肿痛,中医称"喉痹",以咽喉部红肿疼痛、吞咽不适为特征。咽接食管,通于胃;喉接气管,通于肺。如外感风热之邪熏灼肺系,或肺、胃二经郁热上壅,而致咽喉肿痛,属实热证;如肾阴不能上润咽喉,虚火上炎,亦可致咽喉肿痛,属阴虚证。刮拭相关穴位,可消炎解毒、清热消肿,治疗咽喉肿痛。

刮拭部位

廉泉: 喉结上方,舌骨上缘凹陷中,前正中线上。
天突: 胸骨上窝中央,前正中线上。
风池: 枕骨之下,胸锁乳突肌上端与斜方肌上端之间的凹陷中。
大椎: 第7颈椎棘突下凹陷中,后正中线上。
风门: 第2胸椎棘突下,后正中线旁开1.5寸。
肺俞: 第3胸椎棘突下,后正中线旁开1.5寸。
尺泽: 肘横纹上,肱二头肌腱桡侧缘凹陷中。
列缺: 腕掌侧远端横纹上1.5寸,拇短伸肌腱与拇长展肌腱之间,拇长展肌腱沟的凹陷中。
曲池: 尺泽与肱骨外上髁连线中点凹陷中。
合谷: 第2掌骨桡侧的中点处。
太溪: 内踝尖与跟腱之间的凹陷中。
水泉: 太溪直下1寸,跟骨结节内侧凹陷中。
丰隆: 外踝尖上8寸,胫骨前肌外缘。
冲阳: 长伸肌腱和趾长伸肌腱之间,足背动脉搏动处。

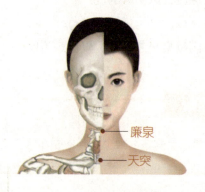
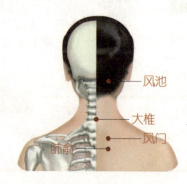

第三章 刮除大隐患：常见病症刮痧疗法

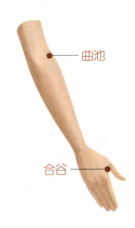
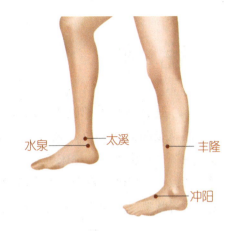

选穴分析

廉泉、天突： 可快速改善咽喉部位血液循环，消炎解毒。
风池、大椎： 可清热疏风解表。
风门、肺俞： 可祛风宣肺、清热消肿。
尺泽、列缺、曲池、合谷、太溪、水泉、丰隆、冲阳： 可疏风解表、滋阴降火，有助于改善炎症反应。

刮拭方法

用面刮法从上向下缓慢刮拭廉泉，不宜过重，稍出痧即可。
用单角刮法缓慢轻刮天突，以出痧为度。
用单角刮法刮拭双侧风池，以出痧为度。
用面刮法从上向下刮拭背部大椎、双侧风门至肺俞段，以出痧为度。
以面刮法刮拭曲池、尺泽、列缺，重刮前臂尺泽，至皮肤发红、皮下紫色痧斑痧痕形成为止。
用单角刮法重刮手部合谷30次，可不出痧。
用面刮法刮拭下肢丰隆、冲阳，以出痧为度。
用平面按揉法按揉太溪和水泉，以出痧为度。

刮拭提醒

刮痧治疗咽喉肿痛，刮拭4次为一个疗程，普通患者一般一个疗程便可见到成效。

脱肛

脱肛又称肛管直肠脱垂，是直肠黏膜、肛管、直肠和部分乙状结肠向下移位，脱出肛门外的一种疾病。中医称之为"脱肛痔""垂肠痔"。临床可见，轻者仅感大便时肛门坠胀，排完便后可以自行回纳；重者每次大便脱出后，必须用手推托帮助回纳；严重者咳嗽、下蹲或劳累都可能脱出；同时伴有神疲乏力，排便不尽和坠胀感。中医认为，脱肛的病变部位虽在大肠，但肺与大肠相表里，脾胃为气血生化之源，肾开窍于二阴，故肺、脾胃、肾等脏腑的病变均可影响大肠而发生脱肛。刮痧相关部位，有益气固摄、提托举陷之功，可治疗本症。

刮拭部位

百会： 前发际正中直上5寸，头顶正中心。
肾俞： 第2腰椎棘突下，后正中线旁开1.5寸。
大肠俞： 第4腰椎棘突下，后正中线旁开1.5寸。
白环俞： 横平第4骶后孔，后正中线旁开1.5寸。
长强： 尾骨下方，尾骨端与肛门连线的中点处。
气海： 脐中下1.5寸，前正中线上。
承山： 小腿后面正中，腓肠肌两肌腹与肌腱交角处。
足三里： 犊鼻下3寸，犊鼻与解溪连线上。

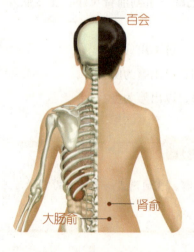
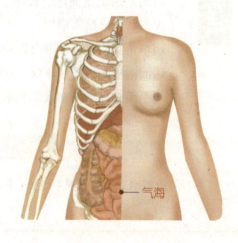

第三章 刮除大隐患：常见病症刮痧疗法

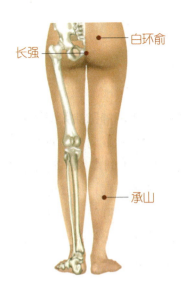
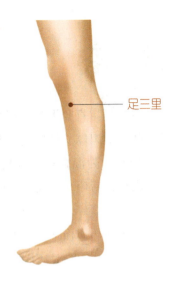

选穴分析

百会： 督脉腧穴，位于巅顶，可升阳举陷。
肾俞： 足太阳膀胱经腧穴，又是肾之背俞穴，可补益肾气，培元固本。
大肠俞： 足太阳膀胱经腧穴，又是大肠之背俞穴，可调节肠腑之气。
白环俞： 足太阳膀胱经腧穴，位于肛旁，可疏调肛门气机。
长强： 督脉腧穴，位于肛门旁，可增强肛门约束力。
气海： 任脉腧穴，可益气固摄。
承山： 可清肛肠湿热。
足三里： 可健脾益气。

刮拭方法

用面刮法刮拭头顶百会，以出痧为度。
用面刮法刮拭腰部肾俞、大肠俞、白环俞，以出痧为度。
用单角刮法刮拭臀部长强，以出痧为度。
用刮痧板点揉腹部气海，以出痧为度。
用面刮法刮拭下肢承山、足三里，以出痧为度。

刮拭提醒

施补法或平补平泻法，每日或隔日治疗1次。

痔疮

痔疮是指直肠下端黏膜和肛管远侧端皮下的静脉曲张团块呈半球状隆起的肉球。如发生在肛门内的叫内痔,在肛门外的叫外痔,内外均有的为混合痔。外痔在肛门边常有增生的皮瓣,发炎时疼痛;内痔便后可见出血,颜色鲜红,附在粪便外部;痔核可出现肿胀、疼痛、瘙痒、流水、出血等,大便时会脱出肛门。中医认为,此病是由于热迫血下行,瘀结不散所致。在相关穴位刮痧可以疏散风邪、培元补气,对病症的治疗有很好的疗效。

刮拭部位

百会： 前发际正中直上5寸,头顶正中心。
腰奇： 尾骨端直上2寸,骶角之间凹陷中。
腰俞： 正对骶管裂孔,后正中线上。
长强： 尾骨下方,尾骨端与肛门连线的中点处。
关元： 脐中下3寸,前正中线上。
中极： 脐中下4寸,前正中线上。
手三里： 肘横纹下2寸,阳溪与曲池连线上。
下廉： 肘横纹下4寸,阳溪与曲池连线上。
血海： 髌底内侧端上2寸,股内侧肌隆起处。
三阴交： 内踝尖上3寸,胫骨内侧缘后际。

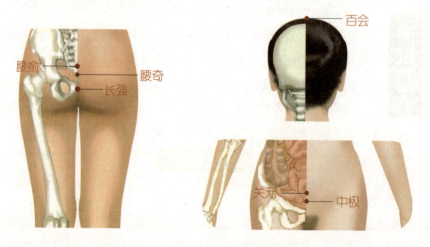

第三章 刮除大隐患：常见病症刮痧疗法

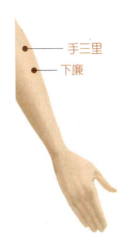
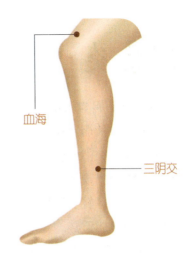

选穴分析

百会： 督脉腧穴，可督统人之阳气而治肠风下血。
腰奇： 腰部奇穴，治疗痔疮的经验效穴。
腰俞、长强、关元、中极： 可清湿热、培元气，有助治疗痔疮。
手三里、下廉： 手阳明大肠经腧穴，可清热散风、和胃利肠。
血海、三阴交： 两穴相配可调和气血、宣通下焦，有助于治疗痔疮。

刮拭方法

用单角刮法刮拭头顶百会。
以面刮法刮拭背部腰俞至长强，及腰部奇穴痔疮。
用面刮法从上向下刮拭腹部关元至中极。
以面刮法刮拭上肢手三里至下廉。
用面刮法刮拭下肢血海和三阴交。

刮拭提醒

刮痧法治疗痔疮，施泻法，以出痧为度，每日或隔日治疗1次，一般7次为一个疗程。患者还要养成便后清洗肛门的习惯，对及早治愈病症十分重要。

胆囊炎

胆囊炎是胆囊因细菌感染发炎，发病多与胆囊存在结石、胆囊管阻塞，致使胆汁排出不畅有关，有急性和慢性之分。急性胆囊炎，多表现为突然发作，右上腹疼痛，阵发性加重，恶心、呕吐和发热，右上腹出现压痛、肌紧张，偶可摸到肿大的胆囊等；慢性胆囊炎可见胆囊区轻度触痛，消化不良、胃部饱胀、嗳气等。中医认为此病是由肝胆湿热、气滞血瘀、肝气横逆等引发。刮拭身体相关穴位，可以疏肝利胆、行气止痛。

刮拭部位

肝俞： 第9胸椎棘突下，后正中线旁开1.5寸。

胆俞： 第10胸椎棘突下，后正中线旁开1.5寸。

胃俞： 第12胸椎棘突下，后正中线旁开1.5寸。

中脘： 脐中上4寸，前正中线上。

期门： 乳头直下，第6肋间隙，前正中线旁开4寸。

日月： 第7肋间隙，前正中线旁开4寸。

章门： 第11肋游离端的下际。

足三里： 犊鼻下3寸，犊鼻与解溪连线上。

阳陵泉： 小腿外侧，腓骨头前下方凹陷中。

胆囊： 小腿外侧，腓骨小头直下2寸。

丘墟： 外踝的前下方，趾长伸肌腱的外侧凹陷中。

太冲： 第1、2跖骨间，跖骨底结合部前方凹陷中。

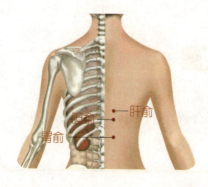
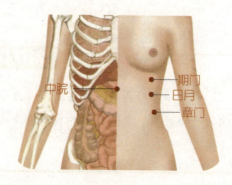

第三章 刮除大隐患：常见病症刮痧疗法

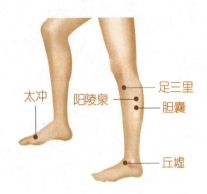

选穴分析

肝俞、胃俞、胆俞： 足太阳膀胱经腧穴，又分别为肝、胃和胆之背俞穴，三穴可疏调肝、胃、胆之经气，活血止痛。

中脘： 任脉腧穴，又是腑之会穴，可通调肝脾、行气止痛。

期门、章门、太冲： 足厥阴肝经腧穴，期门可疏肝清热、降逆止痛；章门又为脾之募穴，可清利湿热；太冲又是原穴，可清热利湿、通络止痛。

日月、阳陵泉、丘墟： 足少阳胆经腧穴，日月又是胆之募穴，阳陵泉又是胆经下合穴，丘墟又是原穴，三穴合用可调治胆腑疾患，有疏肝利胆、消肿止痛之功。

足三里： 足阳明胃经之合穴，可通腑气、和胃止痛。

胆囊： 胆囊炎的效验穴，可疏肝利胆。

刮拭方法

用面刮法从上向下刮拭背部肝俞、胆俞、胃俞。
用面刮法刮拭腹部上脘至中脘段。
从内向外以面刮法刮拭胸腹部期门、日月、章门。
以平面按揉法按揉右下肢阳陵泉、胆囊。
用按压力大、速度慢的手法刮拭双侧足三里。
以平面按揉法按揉足部双侧丘墟。
用垂直按揉法按揉双侧太冲。

刮拭提醒

刮痧治疗胆囊炎，一般7次为一个疗程，需根据疾病的缓急、病程的长短决定治疗时间，每次刮拭时可变换着交替取穴，不必全取。

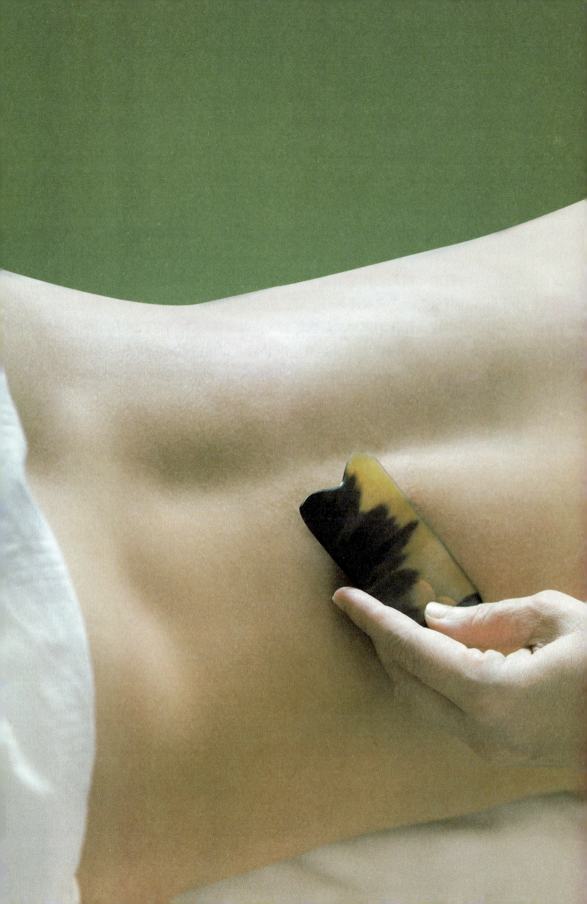

PART 4

刮到痛自消：祛除颈肩腰腿痛

落枕

落枕是指急性颈部肌肉痉挛、强直、酸胀、疼痛，头颈转动障碍等，轻者可自行痊愈，重者能迁延数周。中医认为，落枕常因颈筋受挫，气滞血瘀，不通则痛，或素体肝肾亏虚，筋骨痿弱，气血运行不畅，加之夜间沉睡，颈肩外露，感受风寒，气血痹阻，经络不通，遂致本病。在相关穴位区刮痧，可以活血化瘀通络，祛风散寒，活血止痛。

刮拭部位

风池： 枕骨之下，胸锁乳突肌上端与斜方肌上端之间的凹陷中。

风府： 枕外隆凸直下，两侧斜方肌之间凹陷中。

肩井： 第7颈椎棘突与肩峰最外侧点连线的中点。

大椎： 第7颈椎棘突下凹陷中，后正中线上。

天柱： 横平第2颈椎棘突上际，斜方肌外缘凹陷中。

风门： 第2胸椎棘突下，后正中线旁开1.5寸。

外劳宫： 手背第2、3掌骨间，指掌关节后0.5寸凹陷中。

中渚： 第4、5掌骨间，第4掌指关节近端凹陷中。

后溪： 第5掌指关节尺侧近端赤白肉际凹陷中。

阳陵泉： 小腿外侧，腓骨头前下方凹陷中。

悬钟： 外踝尖上3寸，腓骨前缘。

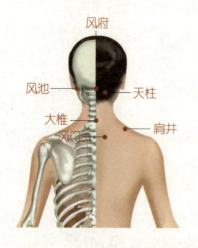
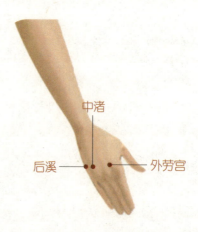

第四章 刮到痛自消：祛除颈肩腰腿痛

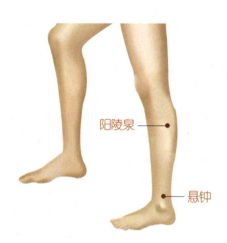

选穴分析

风池、肩井： 均为祛风要穴，是治疗颈项强痛的常用穴。

风府： 是治疗风邪病症的要穴。

大椎： 可疏风散寒，解表通阳。

天柱： 局部取穴，可疏通颈项部督脉、手足少阳经之经气。

风门： 足太阳膀胱经腧穴，是督脉、足太阳经之会，可益气解表。

外劳宫： 是治疗落枕的奇效穴。

后溪、中渚： 可治颈项强痛。

阳陵泉、悬钟： 二穴相配，可治颈项疼痛。

刮拭方法

用单角刮法刮拭风池，面刮法从风池刮至肩井，重点从内向外刮拭肩井。

用面刮法从上向下分段刮拭风府至大椎段，以及天柱至风门段。

垂直按揉手背上的外劳宫、中渚，刮拭后溪。

用面刮法或平面按揉法刮拭患侧阳陵泉，然后从阳陵泉向下刮至悬钟。

刮拭提醒

用刮痧法治疗落枕，应以出痧为度，一般1～2次为一个疗程。注意，刮拭时手法不宜过重，以免造成皮肤损伤。

颈椎病

颈椎病又称颈椎综合征，是由于颈部长期劳损，颈椎及其周围软组织发生病理改变或骨质增生等，导致颈神经根、颈部脊髓、椎动脉及交感神经受到压迫或刺激而引起的一组复杂的症候群。一般出现颈僵，活动受限，一侧或两侧颈、肩、臂出现放射性疼痛，头痛头晕，肩、臂、指麻木，胸闷心悸等症状。多由外感风寒湿邪，致督脉受损，气血滞涩，或气血不足所致，另外各种慢性损伤也会造成颈椎及其周围不同程度损伤。刮拭颈部与四肢相关穴位，能够通经活络、行气活血、祛风止痛，可有效缓解颈部疼痛，防止颈椎病变。

刮拭部位

风池： 枕骨之下，胸锁乳突肌上端与斜方肌上端之间的凹陷中。

天柱： 横平第2颈椎棘突上际，斜方肌外缘凹陷中。

颈夹脊： 颈部后正中线旁开0.5寸，一侧各有7个穴位，两侧共14个。

大椎： 第7颈椎棘突下凹陷中，后正中线上。

肩井： 第7颈椎棘突与肩峰最外侧点连线的中点。

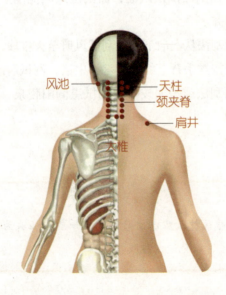

第四章 刮到痛自消：祛除颈肩腰腿痛

选穴分析

风池、天柱： 可改善颈部气血，疏通局部经脉。
颈夹脊： 可行气血，调阴阳，濡筋骨。
大椎： 督脉腧穴，可通阳活络、激发阳气。
肩井： 可疏通局部经络，行气血止疼痛。

刮拭方法

用单角刮法刮拭风池。
用面刮法刮拭两侧颈夹脊。
用单角刮法刮拭天柱。
用面刮法刮拭大椎。
用面刮法刮拭肩井。

刮拭风池
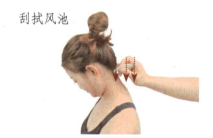

刮拭天柱
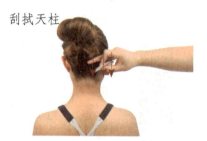

刮拭大椎
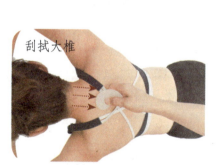

刮拭肩井
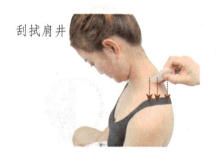

刮拭提醒

刮痧法治疗颈椎病，施平补平泻手法，刮拭过程中对有疼痛、结节和肌肉紧张僵硬的区域应重点刮拭，以出痧为度。隔日治疗1次，一般3～7次为一个疗程。刮痧的部位不仅仅局限于"点"和"线"，可随着颈肩病变部位的不同，相应扩大治疗"面"。

肩关节周围炎

肩关节周围炎简称肩周炎，俗称"五十肩""漏肩风""冰冻肩"等，是中老年人常见疾病，属于中医"痹证"范畴。临床表现以肩部疼痛、肩关节活动障碍为主。中医认为，其由年老体弱，气血不足，筋失所养，风寒湿邪侵入机体，致肩部筋脉气血阻滞而成。刮拭身体相关穴位，可以温经通络、行气活血，从而改善肩周炎的症状。

刮拭部位

大椎： 第7颈椎棘突下凹陷中，后正中线上。
肩井： 第7颈椎棘突与肩峰最外侧点连线的中点。
身柱： 第3胸椎棘突下凹陷中，后正中线上。
天宗： 肩胛冈中点与肩胛骨下角连线上1/3与下2/3交点凹陷中。
曲池： 在尺泽与肱骨外上髁连线中点凹陷中。
合谷： 第2掌骨桡侧的中点处。
外关： 腕背侧远端横纹上2寸，尺骨与桡骨间隙中点。
中渚： 第4、5掌骨间，第4掌指关节近端凹陷中。
阳陵泉： 小腿外侧，腓骨头前下方凹陷中。

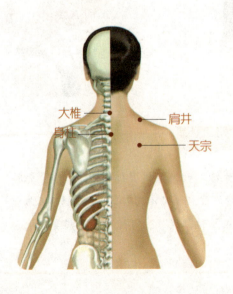
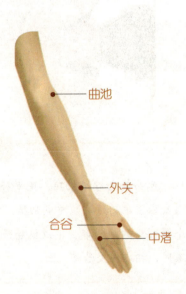

第四章　刮到痛自消：祛除颈肩腰腿痛

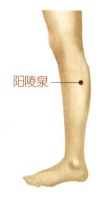
阳陵泉

选穴分析

肩井、大椎、身柱： 局部取穴，可疏通颈项部督脉、手足少阳经之经气。

天宗： 手太阳小肠经腧穴，可改善肩胛部位气血运行。

曲池、合谷： 手阳明大肠经腧穴，可疏通经络，宣散气血，搜风祛邪。

外关： 手少阳三焦经腧穴，可疏通经络、通利关节。

中渚： 手少阳三焦经腧穴，可清热疏风、舒筋活络。

阳陵泉： 足少阳胆经上合穴，八会穴之筋会，可活血通络、疏调经脉。

刮拭方法

用面刮法从内向外刮拭肩井，并滑向肩下，对有疼痛和结节的部位重点刮拭。

用面刮法从上向下刮拭大椎至身柱，两侧天宗。

用面刮法从上向下刮拭上肢曲池。

用平面按揉法按揉外关、合谷。

用垂直按揉法按揉中渚。

用面刮法从上向下刮拭阳陵泉。

刮拭提醒

刮痧治疗肩周炎，应以出痧为度，每日治疗1次，一般7次为一个疗程。在进行刮拭时，可适当地让患者活动肩膀，以通经气。

坐骨神经痛

坐骨神经痛以疼痛放射至一侧或双侧臀部、大腿后侧为特征，是由于坐骨神经根受压所致。疼痛可以是锐痛，也可以是钝痛，有刺痛，也有灼痛，可以是间断的，也可以是持续的。通常只发生在身体一侧，可因咳嗽、喷嚏、弯腰、举重物而加重。中医认为，此病多因感受风、寒、湿邪，或夜卧受凉，或涉水冒雨，或久居湿地，以致风、寒、湿邪流注经络，阻滞经脉，令气血运行不畅，不通则痛。刮拭背腰部和下肢相关穴位，可以清热利湿、疏经活络、散风止痛，有效缓解症状。

刮拭部位

肝俞：第9胸椎棘突下，后正中线旁开1.5寸。
肾俞：第2腰椎棘突下，后正中线旁开1.5寸。
命门：第2腰椎棘突下凹陷中，后正中线上。
关元俞：第5腰椎棘突下，后正中线旁开1.5寸。
中髎：骶部，正对第3骶后孔中。
秩边：横平第4骶后孔，后正中线旁开3寸。
环跳：股骨大转子最凸点与骶管裂孔连线上的外1/3与内2/3交点处。
风市：髌底上7寸，髂胫束后缘。
委中：膝后区，腘横纹中点。
承山：小腿后面正中，腓肠肌两肌腹与肌腱交角处。

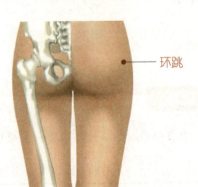

环跳

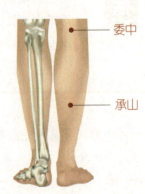

委中

承山

第四章　刮到痛自消：祛除颈肩腰腿痛

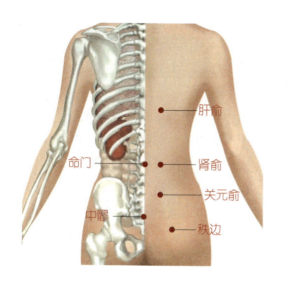
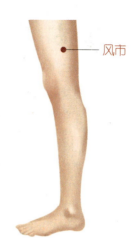

选穴分析

肝俞、肾俞、关元俞、中髎、秩边、委中、承山：膀胱经腧穴，坐骨神经分布区域为太阳经和少阳经，故以上诸穴可疏泄足太阳之经气，通经络止疼痛。

命门：督脉腧穴，与肾俞、委中、环跳等相配，可温经散寒、行气止痛。

环跳、风市：足少阳胆经腧穴，可疏导少阳经之经气。

刮拭方法

以面刮法从上向下刮拭腰背部肝俞、肾俞、命门、关元俞、中髎、秩边。

以面刮法从里向外刮拭环跳。

以面刮法从上向下刮拭风市。

以面刮法从上向下刮拭委中、承山。

刮拭提醒

刮拭腰部腧穴可用补法，余穴用泻法或平补平泻法，以出痧为度。每日或隔日治疗1次，一般7次为一个疗程，可明显减轻疼痛。只表现为臀部或腿部某一部分疼痛的患者，在侧重刮拭病变部位治疗的同时，也不应忽视整体刮痧治疗。

腰椎间盘突出

腰椎间盘突出症是骨伤科的常见病，也是中老年人的多发病，属于中医"腰腿痛""痹证"范畴，中医认为是气滞血瘀、经脉不通所致，"不通则痛"。本病的发生既与外伤导致气血瘀滞经络相关，又与肝肾亏虚致腰府功能失调，风、寒、湿、热之邪乘虚而入有着密切联系。刮拭背部和下肢相关穴位，可以温经通络、行气活血、散风止痛。

刮拭部位

命门： 第2腰椎棘突下凹陷中，后正中线上。

肾俞： 第2腰椎棘突下，旁开1.5寸。

腰俞： 正对骶管裂孔，后正中线上。

风市： 髌底上7寸，髂胫束后缘。

委中： 膝后区，腘横纹中点。

承山： 小腿后面正中，腓肠肌两肌腹与肌腱交角处。

阳陵泉： 腓骨头前下方凹陷中。

悬钟： 外踝尖上3寸，腓骨前缘。

环跳： 股骨大转子最凸点与骶管裂孔连线上的外1/3与内2/3交点处。

承扶： 臀下横纹的中点。

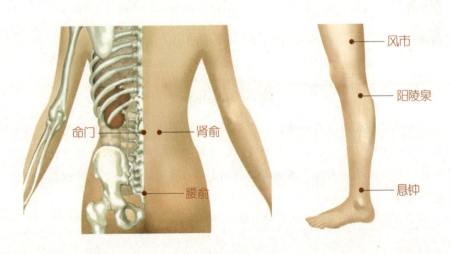

第四章 刮到痛自消：祛除颈肩腰腿痛

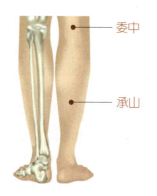
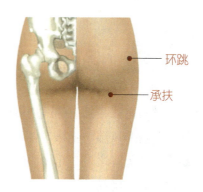

选穴分析

命门、腰俞： 督脉腧穴，可散寒除湿、行气止痛。

环跳、风市、阳陵泉： 足少阳胆经腧穴，可宣通经络、调理气血、祛风除湿、舒筋利节。

肾俞、承扶、委中、承山： 足太阳膀胱经腧穴，能通调任督二脉与肾、膀胱二经，行气活血，疏通经络。

悬钟： 胆经大络，可养血、荣筋、壮骨、健步。

刮拭方法

用面刮法从上向下刮拭背部肾俞、命门、腰俞。

以面刮法从上向下刮拭风市、阳陵泉、委中、承山、悬钟。

以面刮法从里向外刮拭环跳、承扶。

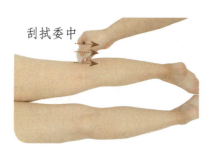
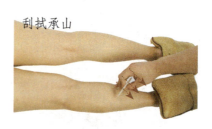

刮拭提醒

治疗腰椎间盘突出，施平补平泻手法，力度要以患者感觉舒适为宜，以出痧为度。每日或隔日治疗1次，一般10次为一个疗程。

慢性腰痛

腰痛是以腰部一侧或两侧疼痛为主要症状的一种病症。由于劳累、外伤、风湿、受寒等各种原因引起腰部一侧、两侧或正中部位疼痛。腰为肾之府，足少阴肾经循行"贯脊属肾"，腰痛与肾及腰脊部经脉、经筋、络脉病损相关。刮拭背腰部相关穴位，可以改善腰部血液循环，疏经活络，对腰部肌肉慢性损伤、炎症、骨质增生及肾虚腰痛有治疗作用。

刮拭部位

命门： 第2腰椎棘突下凹陷中，后正中线上。
肾俞： 第2腰椎棘突下，后正中线旁开1.5寸。
志室： 第2腰椎棘突下，后正中线旁开3寸。
腰眼： 第4腰椎棘突下，后正中线旁开约3.5寸凹陷中。
委阳： 腘横纹上，股二头肌腱的内侧缘。
委中： 膝后区，腘横纹中点。
阴谷： 腘横纹上，半腱肌肌腱外侧缘。

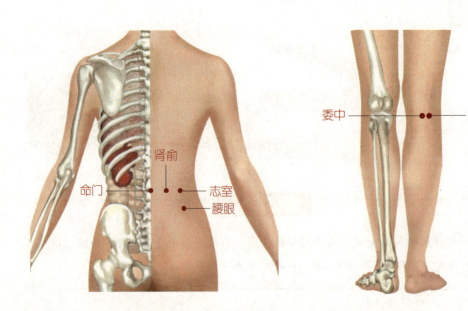

第四章 刮到痛自消：祛除颈肩腰腿痛

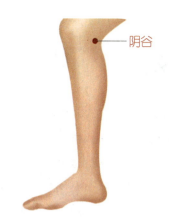
阴谷

选穴分析

命门、肾俞、志室、腰眼： 均是治疗腰痛的要穴。

委阳、阴谷、委中： 可疏通膀胱经，对腰部、肾脏和生殖器官起到调节作用，治疗各种原因引起的腰部疼痛。

刮拭方法

用面刮法从上向下刮拭命门，再分别刮拭两侧肾俞、志室。

用面刮法分别从上向下刮拭两侧腰眼。

用面刮法刮拭下肢委阳、阴谷、委中，也可用拍打法拍打这几处穴位，注意拍打力度应由轻渐重，两次拍打要有间歇。

刮拭腰眼
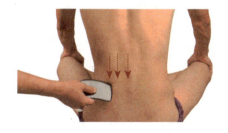

刮拭阴谷
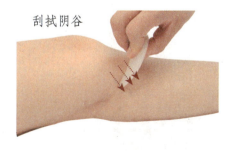

刮拭提醒

刮痧法治疗腰痛，一般10次为一个疗程。注意，不明原因的腰痛应先查明原因，如有器质性疾病，应先治本。

膝关节炎

膝关节炎也称为膝骨性关节炎或退行性关节炎，是一种常见病，多发生于40岁以上的中老年人群，女性患病率高于男性。本病属中医"痹症""骨痹""膝痹"范畴，多由肝肾气血衰少引起。肝主筋、肾主骨，与筋骨的关系非常密切。肝血不能养筋、肾精不能充骨，加以正气虚弱，不能抵抗风、寒、湿等外邪，风、寒、湿三气夹杂乘虚而入，导致发病。刮痧相关穴位，可行气活血、通经止痛，辅助治疗本病。

刮拭部位

内膝眼：膝盖内侧的凹陷中。
外膝眼：膝盖外侧的凹陷中。
委中：膝后区，腘横纹中点。
足三里：犊鼻下3寸，犊鼻与解溪连线上。
阳陵泉：腓骨头前下方凹陷中。
梁丘：髌底上2寸，股外侧肌与股直肌肌腱之间。

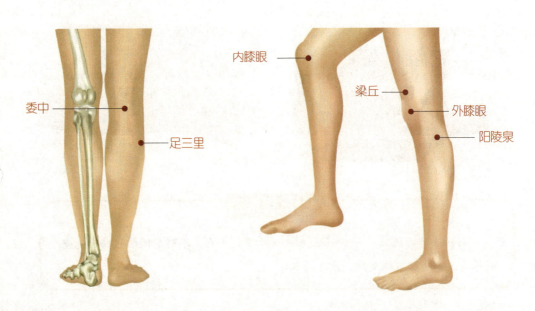

第四章 刮到痛自消：祛除颈肩腰腿痛

选穴分析

内膝眼、外膝眼： 可以改善膝关节气血运行，濡养关节。
委中： 膀胱经合穴，可祛风通络。
梁丘、足三里： 足阳明胃经腧穴，可宣通气血，祛除风湿。
阳陵泉： 胆经合穴，可通经活络、舒筋利节。

刮拭方法

用面刮法刮拭下肢后侧委中，以出痧为度。
用单角刮法刮拭内膝眼、外膝眼，以出痧为度。
用面刮法刮拭阳陵泉、梁丘，以出痧为度。
用面刮法刮拭足三里，以出痧为度。

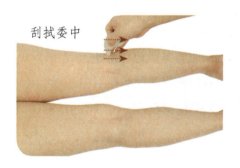
刮拭委中

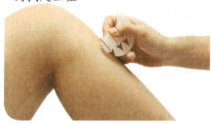
刮拭足三里

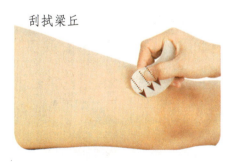
刮拭梁丘

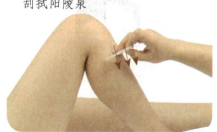
刮拭阳陵泉

刮拭提醒

隔日治疗1次。

腓肠肌痉挛

腓肠肌痉挛，即"小腿抽筋"，是痛性痉挛中最常见的一种，其特点是腓肠肌突然发作的强直性痛性痉挛，牵掣、痛如扭转，持续数十秒至数分钟或更久，其痛楚难以名状。中医认为，该病多由肝血不足，筋脉失养，或风冷寒湿之邪侵袭所致。刮痧相关穴位，有散寒通络、和血荣筋之功，从而治疗本病。

刮拭部位

人中： 鼻唇沟的上1/3与下2/3交界处。
液门： 第4、5指间，指蹼缘后方赤白肉际凹陷中。
委中： 膝后区，腘横纹中点。
承筋： 腘横纹下5寸，腓肠肌两肌腹之间。
承山： 小腿后面正中，腓肠肌两肌腹与肌腱交角处。
阴陵泉： 胫骨内侧髁下缘与胫骨内侧缘之间的凹陷中。
三阴交： 内踝尖上3寸，胫骨内侧缘后际。
阳陵泉： 腓骨头前下方凹陷处。
悬钟： 外踝尖上3寸，腓骨前缘。

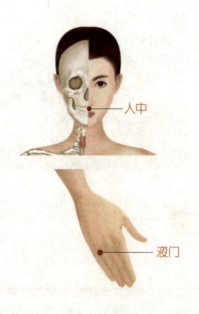

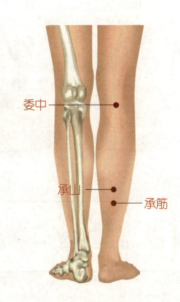

第四章 刮到痛自消：祛除颈肩腰腿痛

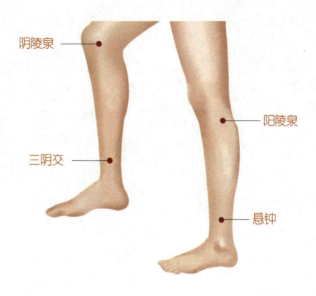

阴陵泉
阳陵泉
三阴交
悬钟

选穴分析

人中： 可快速缓解腓肠肌痉挛。

液门： 有调通水气的功效。

委中： 膀胱经合穴，可祛风通络。

承筋、承山： 两穴是最靠近腓肠肌的穴位，可舒筋活血，主治小腿转筋。

阳陵泉： 胆经合穴，又是筋会之穴，故可舒筋活络、缓急止痛。

悬钟、阴陵泉、三阴交： 可通调水湿，通筋活络。

刮拭方法

以点按法用重力连续点按人中。

用垂直按揉法按揉手背液门。

以面刮法自上而下刮拭膝窝部委中。

用面刮法自上而下刮拭承山至承筋段。

用面刮法自上而下刮拭阳陵泉至悬钟段。

用面刮法自上而下刮拭阴陵泉至三阴交段。

刮拭提醒

急性腓肠肌痉挛刮痧1次即可见效，病程长的需要刮拭治疗3~5次。刮拭力度要轻柔，不必非刮出紫色痧斑，淡红色即可。

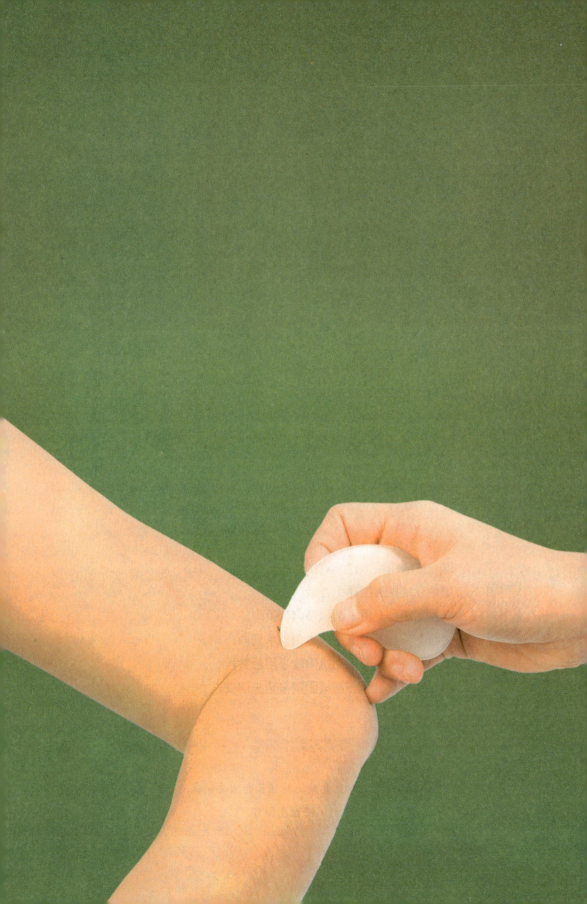

PART 5

轻松刮一刮：缓解难言之隐

月经不调

月经不调是指月经的周期、时间长短、颜色、经量、质地等发生异常改变的一种妇科常见疾病。临床表现为月经时间的提前或延后、量或多或少、颜色或鲜红或淡红、质地或清稀或赤稠，并伴有头晕、心跳快、心胸烦闷、易怒、夜晚睡眠不好、小腹胀满、腰酸腰痛、精神疲倦等症状。中医认为，月经不调是由于血热、肾气亏虚、气血虚弱等原因所致。刮拭身体相关穴位，可以调理冲任、调和气血，从而达到治疗的目的。

刮拭部位

肝俞： 第9胸椎棘突下，后正中线旁开1.5寸。

脾俞： 第11胸椎棘突下，后正中线旁开1.5寸。

肾俞： 第2腰椎棘突下，后正中线旁开1.5寸。

次髎： 正对第2骶后孔中。

气海： 脐中下1.5寸，前正中线上。

关元： 脐中下3寸，前正中线上。

三阴交： 内踝尖上3寸，胫骨内侧缘后际。

太冲： 第1、2跖骨间，跖骨底结合部前方凹陷中。

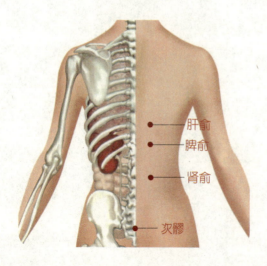

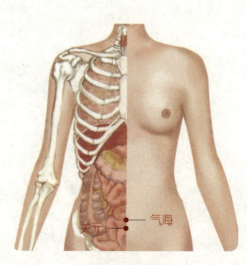

第五章 轻松刮一刮：缓解难言之隐

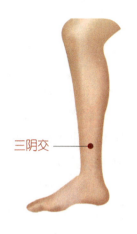
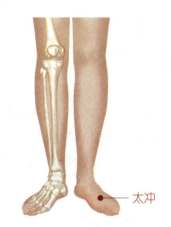

选穴分析

肝俞： 肝之背俞穴，可疏肝理气。
脾俞： 脾之背俞穴，可补益气血。
肾俞： 肾之背俞穴，可补肾调经。
次髎： 膀胱经腧穴，可补益下焦、强腰利湿。
气海： 任脉腧穴，主一身之气，调冲任理胞宫。
关元： 任脉腧穴，可调肝、脾、肾之经气。
三阴交： 脾经腧穴，可调气机、理冲任。
太冲： 肝经腧穴，可行气活血。

刮拭方法

用面刮法从上向下刮拭背部双侧肝俞至脾俞段，以出痧为度。
用面刮法刮拭背部双侧肾俞，以出痧为度。
用面刮法刮拭骶部次髎，以出痧为度。
用面刮法刮拭下肢三阴交，以出痧为度。
用垂直按揉法按揉太冲，以出痧为度。

刮拭提醒

刮痧治疗月经不调，每日或隔日治疗1次，一般刮拭7次为一个疗程，通常疗效不错。

闭经

凡年过18岁仍未行经者称为原发性闭经；月经初潮以后，正常绝经以前的任何时间内（妊娠或哺乳期除外），月经闭止超过6个月者称为继发性闭经。临床表现为应有月经但超过一定时限仍未来潮，或月经周期延长，经量减少，继而停经，可伴有身体发育不良、瘦弱、肥胖多毛、性冷淡、更年期症状等。中医认为，闭经是由于肝肾不足、气血亏虚、血脉失通所致。刮拭身体相关穴位，有调理冲任、活血通经之功。

刮拭部位

膈俞：第7胸椎棘突下，后正中线旁开1.5寸。
脾俞：第11胸椎棘突下，后正中线旁开1.5寸。
肾俞：第2腰椎棘突下，后正中线旁开1.5寸。
次髎：正对第2骶后孔中。
气海：脐中下1.5寸，前正中线上。
中极：脐中下4寸，前正中线上。
血海：髌底内侧端上2寸，股内侧肌隆起处。
足三里：犊鼻下3寸，犊鼻与解溪连线上。
三阴交：内踝尖上3寸，胫骨内侧缘后际。
太冲：第1、2跖骨间，跖骨底结合部前方凹陷中。

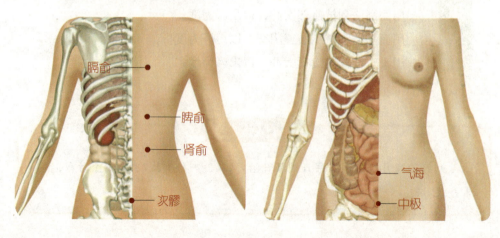

第五章 轻松刮一刮：缓解难言之隐

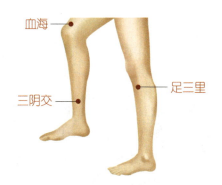
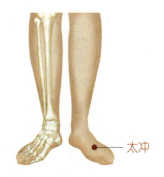

选穴分析

膈俞： 可行气活血、化瘀通经。

脾俞： 可化生气血。

肾俞： 可补益肝肾，调理冲任。

次髎： 可补益下焦。

气海、中极： 任脉腧穴，二穴可调理经气，疏通气血。

血海、足三里： 足阳明胃经腧穴，二穴可健脾益气、养血通经。

三阴交： 足太阴脾经腧穴，可调肝、脾、肾之经气及冲、任二脉。

太冲： 可清热利湿、通络止痛。

刮拭方法

用面刮法从上向下刮拭背部双侧膈俞至脾俞段，再用同样的方法刮拭肾俞、次髎，以出痧为度。

用面刮法从上向下刮拭腹部气海至中极，以出痧为度。

用面刮法从上向下刮拭下肢血海至三阴交，足三里，以出痧为度。

用垂直按揉法按揉足背太冲，以出痧为度。

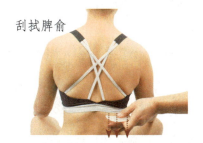

刮拭脾俞

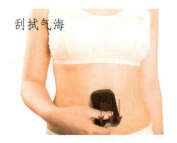

刮拭气海

刮拭提醒

用刮痧法治疗闭经，施泻法，每日治疗1次，一般7次为一个疗程。

痛经

痛经也称行经腹痛，是指妇女在行经前后或行经期间，小腹及腰部疼痛，甚至剧痛难忍，常伴有面色苍白，头面冷汗淋漓，手足厥冷，泛恶呕吐，并随着月经周期而发作。中医认为，痛经主要病机在于邪气内伏，经血亏虚，导致胞宫气血运行不畅，"不通则痛"；或胞宫失于濡养，"不荣则痛"，因此导致。刮拭身体相关穴位，可以活血化瘀、益气养血、温养胞宫，从而预防或调经止痛。

刮拭部位

肝俞： 第9胸椎棘突下，后正中线旁开1.5寸。

脾俞： 第11胸椎棘突下，后正中线旁开1.5寸。

肾俞： 第2腰椎棘突下，后正中线旁开1.5寸。

命门： 第2腰椎棘突下凹陷中，后正中线上。

次髎： 在骶部，正对第2骶后孔中。

气海： 脐中下1.5寸，前正中线上。

关元： 脐中下3寸，前正中线上。

归来： 脐中下4寸，前正中线旁开2寸。

血海： 髌底内侧端上2寸，股内侧肌隆起处。

足三里： 犊鼻下3寸，犊鼻与解溪连线上。

三阴交： 内踝尖上3寸，胫骨内侧缘后际。

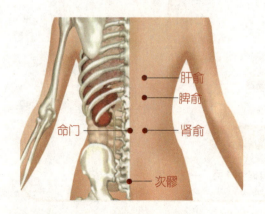
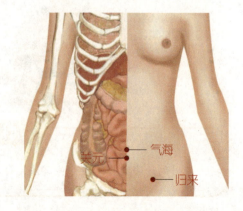

第五章 轻松刮一刮：缓解难言之隐

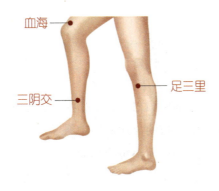

选穴分析

肝俞、脾俞、肾俞： 足太阳膀胱经腧穴，配伍可补益肝肾、调养气血。

命门： 督脉腧穴，可补肾阳、温经止痛。

次髎： 足太阳膀胱经腧穴，可调气活血。

气海、关元： 任脉腧穴，配伍可调理冲任、行气活血。

归来： 足阳明胃经腧穴，可调气血、理胞宫。

血海： 足太阴脾经腧穴，能行气活血。

足三里： 足阳明胃经腧穴，能调理气血，通经止痛。

三阴交： 足太阴脾经腧穴，能调肝、脾、肾经气，理气血。

刮拭方法

用面刮法从上向下刮拭背部双侧肝俞、脾俞，以出痧为度。

用面刮法从上向下刮拭腰部命门、双侧肾俞，以出痧为度。

用面刮法刮拭骶部次髎，以出痧为度。

用面刮法从上向下刮拭腹部气海、关元，以出痧为度。

用面刮法刮拭双侧归来，以出痧为度。

用面刮法从上向下分段刮拭血海、足三里、三阴交，以出痧为度。

刮拭提醒

刮痧法治疗痛经，需在月经来潮前的7~14天进行，每日治疗1次，一般7次为一个疗程，一个疗程后便可见到成效。注意，经期不要刮拭下腹部和腰骶部。

慢性盆腔炎

盆腔炎是妇女常见病之一,是指女性盆腔生殖器官、子宫周围的结缔组织及盆腔腹膜的炎症。属中医学"带下""癥瘕""少腹痛"等范畴。临床表现为小腹绵绵而痛、坠胀,喜暖喜按,腰骶部酸痛。并有下坠感,尤其在月经将行或经后表现更甚;可伴有月经不调,经量增多,带下量多,色泽黄白相间,有异味;病程较长,易反复,全身乏力,多年不孕等。中医认为,此病伤于风、寒、湿之邪,或饮食七情之变,致脾肾功能失调,气机阻滞,瘀血、痰饮、湿浊之邪相续而生,积聚胞宫而发病。刮拭相关穴位,能够清热利湿、活血化瘀、软坚散结,从而达到治疗此病的目的。

刮拭部位

肾俞: 第2腰椎棘突下,后正中线旁开1.5寸。

次髎: 在骶部,正对第2骶后孔中。

关元: 脐中下3寸,前正中线上。

中极: 脐中下4寸,前正中线上。

水道: 脐中下3寸,前正中线旁开2寸。

归来: 脐中下4寸,前正中线旁开2寸。

阴陵泉: 胫骨内侧髁下缘与胫骨内侧缘之间的凹陷中。

三阴交: 内踝尖上3寸,胫骨内侧缘后际。

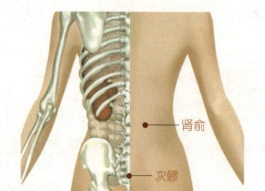
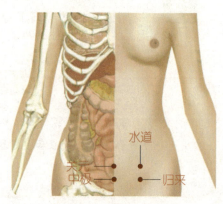

第五章 轻松刮一刮：缓解难言之隐

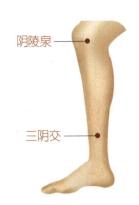

选穴分析

肾俞： 肾之背俞穴，肾通子宫，可调冲任，理气血。
次髎： 足太阳膀胱经腧穴，可促进盆腔血流，为止痛要穴。
关元： 任脉腧穴，可调肝、脾、肾之经气。
中极： 任脉腧穴，可调冲任，理气血。
水道、归来： 足阳明胃经腧穴，可清湿热、理气血。
阴陵泉： 足太阴脾经腧穴，可清下焦湿热。
三阴交： 足太阴脾经腧穴，可调肝、脾、肾之经气，行气活血，调理血分。

刮拭方法

以面刮法从上向下刮拭腰骶部双侧肾俞、次髎，以出痧为度。
以面刮法从上向下刮拭腹部关元、中极、水道、归来，以出痧为度。
以面刮法从上向下刮拭下肢阴陵泉、三阴交，以出痧为度。

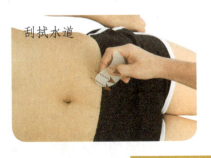
刮拭水道

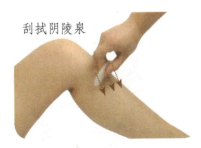
刮拭阴陵泉

刮拭提醒

　　刮痧治疗慢性盆腔炎，施泻法，每日或隔日治疗1次，一般7次为一个疗程，治疗两个疗程便可见显著成效。

乳腺增生

乳腺增生是指乳房出现片块状、结节状、条索状、砂粒状等数目不一、形状不规则、质地中等、活动、不粘连、边界与周围组织分界不清楚或比较清楚的非炎性肿块。中医称之为"乳核""乳癖""乳中结核"等。中医学认为，此病多因思虑过度，思则伤脾，脾虚则升降失司，痰浊内生；或因情志不遂，恚嗔恼怒，肝失疏泄，气机不畅；痰气交阻，凝滞经脉，结聚成核。在相应穴位区刮痧，能够疏肝理气、滋养脏腑，从而缓解症状。

刮拭部位

肩井： 第7颈椎棘突与肩峰最外侧点连线的中点。

膏肓： 第4胸椎棘突下，后正中线旁开3寸。

天宗： 肩胛冈中点与肩胛骨下角连线上1/3与下2/3交点凹陷中。

膈俞： 第7胸椎棘突下，后正中线旁开1.5寸。

胆俞： 第10胸椎棘突下，后正中线旁开1.5寸。

膻中： 平第4肋间，前正中线上。

屋翳： 第2肋间隙，前正中线旁开4寸。

期门： 乳头直下，第6肋间隙，前正中线旁开4寸。

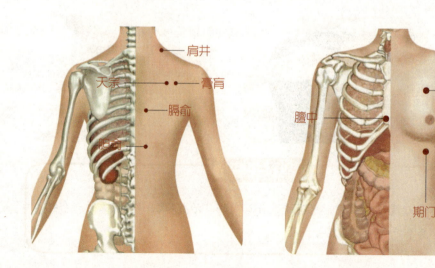

第五章 轻松刮一刮：缓解难言之隐

选穴分析

肩井：可疏肝胆之气，解郁通络。
天宗：手太阳小肠经腧穴，其前所对应部即为乳房，故可理气活血，改善乳房血运。
膏肓、膈俞、胆俞：足太阳膀胱经腧穴，可理气宽胸、活血通脉、舒肝解郁。
膻中：气会之穴，可宽胸理气、通络散瘀。
屋翳、期门：可疏通乳房经气，理气化痰，消肿化瘀。

刮拭方法

以面刮法由内向外刮拭肩井。
以面刮法自上而下刮拭背部双侧膏肓、天宗、膈俞至胆俞段。
以单角刮法自上而下刮拭膻中，然后沿肋骨走向刮拭屋翳和期门。

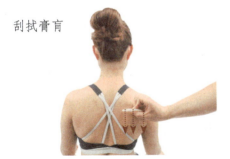
刮拭膏肓

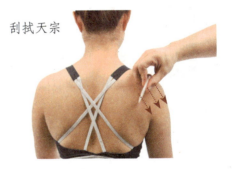
刮拭天宗

刮拭提醒

在需刮痧部位涂抹适量刮痧油，由于肩背部肌肉丰富，用力宜重，方可出痧。刮拭胸部正中线膻中，用刮板角部，不宜重刮，30次即可，以出痧为度。一般7次为一个疗程。

更年期综合征

更年期综合征在中医学中称"经绝前后诸证"。中医认为，妇女停经前后肾气渐衰，脏腑功能逐渐衰退，使人体阴阳失去平衡，因而出现面红潮热、眩晕头胀、烦躁易怒、抑郁忧愁、心悸失眠、阴道干涩灼热、腰酸背痛、骨质疏松等症状。病机分虚实两种。虚者多由肾气不足，冲任未充；或肝肾亏虚，精血亏虚；或脾胃虚弱，气血乏源；或久病失血，冲任不能满盈，血海亏虚，无血可下而成。实者多由气滞血瘀，或痰湿壅滞，经闭阻塞，冲任不通而成。病位在肾与胞宫，与肝脾等脏器功能有关。刮拭身体相关穴位，可调补肾气、活血通络，有助于气血的生化和运行。

刮拭部位

肺俞： 第3胸椎棘突下，后正中线旁开1.5寸。
心俞： 第5胸椎棘突下，后正中线旁开1.5寸。
肝俞： 第9胸椎棘突下，后正中线旁开1.5寸。
脾俞： 第11胸椎棘突下，后正中线旁开1.5寸。
气海：脐中下1.5寸，前正中线上。
关元：脐中下3寸，前正中线上。
内关：腕掌侧远端横纹上2寸，掌长肌腱与桡侧腕屈肌腱之间。
神门：腕掌侧横纹尺侧端，尺侧腕屈肌腱的桡侧凹陷中。
足三里：犊鼻下3寸，犊鼻与解溪连线上。
三阴交：内踝尖上3寸，胫骨内侧缘后际。

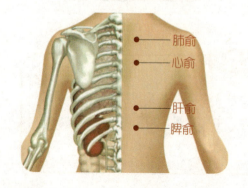
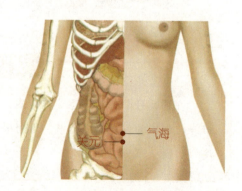

第五章 轻松刮一刮：缓解难言之隐

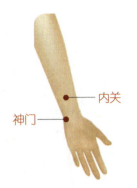
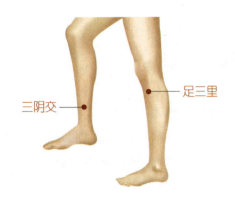

选穴分析

肺俞： 肺之背俞穴，肺主皮毛，可控制汗孔开合。
心俞： 心之背俞穴，可除心火，除内扰。
肝俞： 肝之背俞穴，可疏肝理气，育阴潜阳。
脾俞： 脾之背俞穴，可健脾益气，养心宁神。
关元、气海： 任脉腧穴，二穴可益气血，调冲任。
内关： 手厥阴心包经腧穴，可宁心安神。
神门： 手少阴心经腧穴，可养血安神益智。
足三里： 足阳明胃经腧穴，可益气健脾。
三阴交： 足太阴脾经腧穴，可调肝、脾、肾之经气，调补冲任。

刮拭方法

用面刮法从上向下刮拭背腰部双侧肺俞、心俞、肝俞、脾俞段，以出痧为度。

用面刮法从上向下刮拭腹部气海、关元段，以出痧为度。

用面刮法从上向下刮拭上肢内关、神门，以出痧为度。

用面刮法从上向下刮拭下肢足三里、三阴交，以出痧为度。

刮拭提醒

刮痧治疗更年期综合征，施平补平泻手法，一般5~7次为一个疗程，患者可根据个人皮肤承受力，每日或隔日治疗1次。

阳痿

阳痿又称勃起功能障碍，是指在有性欲要求时，阴茎不能勃起或勃起不坚，或者虽然有勃起且有一定程度的硬度，但不能保持性交的足够时间，因而妨碍性交或不能完成性交。阴茎完全不能勃起者称为完全性阳痿，阴茎虽能勃起但不具有性交需要的足够硬度者称为不完全性阳痿。中医认为，该病主要由肾气虚弱、劳心伤脾、七情内伤、湿热下注所致。刮拭身体相关穴位，可以补肾藏精、清热除湿、养心安神，从而达到治疗的目的。

刮拭部位

肾俞： 第2腰椎棘突下，后正中线旁开1.5寸。
命门： 第2腰椎棘突下凹陷中，后正中线上。
次髎： 正对第2骶后孔中。
关元： 脐中下3寸，前正中线上。
中极： 脐中下4寸，前正中线上。
大赫： 脐中下4寸，前正中线旁开0.5寸。
三阴交： 内踝尖上3寸，胫骨内侧缘后际。

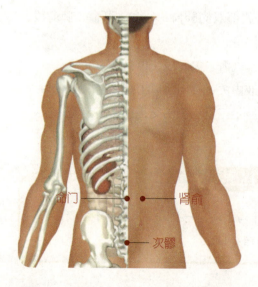
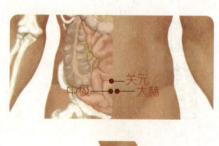
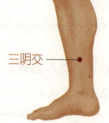

选穴分析

肾俞： 足太阳膀胱经腧穴，可补益元气、培肾固本。
命门： 督脉腧穴，可补肾阳、助命火。
次髎： 足太阳膀胱经腧穴，可益肾清湿热。
关元、中极： 任脉腧穴，均与足三阴经交会，可调肝、脾、肾之经气，温下元，兴奋宗筋。
大赫： 足少阴肾经腧穴，可补肾助阳。
三阴交： 足太阴脾经腧穴，可补肝、脾、肾之经气，强筋起痿。

刮拭方法

用面刮法从上向下分段刮拭腰骶部命门、两侧肾俞、次髎，以出痧为度。

用面刮法从上向下刮拭腹部关元、中极、双侧大赫，以出痧为度。

用面刮法从上向下刮拭下肢三阴交，以出痧为度。

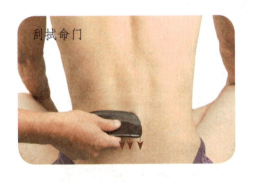

刮拭命门

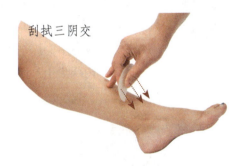

刮拭三阴交

刮拭提醒

刮痧治疗阳痿，施补法，隔日治疗1次，一般7次为一个疗程。治疗时间根据疾病的缓急、病程长短而定，一般1~2个疗程便能看到成效。治疗期间，禁行房事。此外，大多数阳痿患者源于心理因素，应积极配合心理调治。

早泄

早泄是最常见的射精功能障碍，指性交时男子阴茎尚未进入女性阴道即已经射精，或刚刚性交便发生射精，不能正常性交的病症。此病隶属于中医学"鸡精"病的范畴，多因房事不节或手淫过度，导致肾阴亏损，相火妄动；或七情不调，肝气郁结，疏泄失常，约束无能；或思虑过度，心脾两虚，肾失封藏，固摄无权所致。刮拭身体相关部位，可以补肾固精、调神止泄，从而达到治疗的目的。

刮拭部位

心俞： 第5胸椎棘突下，后正中线旁开1.5寸。
肝俞： 第7胸椎棘突下，后正中线旁开1.5寸。
肾俞： 第2腰椎棘突下，后正中线旁开1.5寸。
上髎： 正对第1骶后孔中。
关元： 脐中下3寸，前正中线上。
中极： 脐中下4寸，前正中线上。
足三里： 犊鼻下3寸，犊鼻与解溪连线上。
三阴交： 内踝尖上3寸，胫骨内侧缘后际。

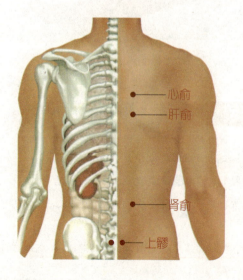
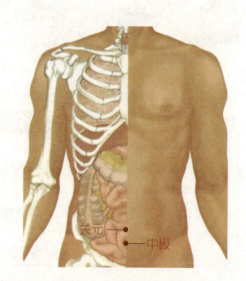

第五章 轻松刮一刮：缓解难言之隐

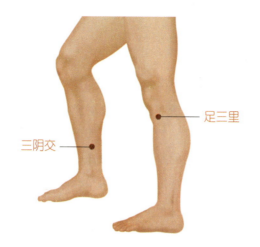

选穴分析

心俞、肝俞、肾俞、上髎： 足太阳膀胱经腧穴，心俞又为心之背俞穴，可养心调神；肝俞又为肝之背俞穴，可疏导气机；肾俞又为肾之背俞穴，可益肾固精；上髎可调肾固摄。

关元、中极： 任脉腧穴，关元可调三阴、固精关；中极可益肾兴阳。

足三里： 足阳明胃经腧穴，可补气血、清湿热。

三阴交： 可调肝、脾、肾之经气，调节性神经功能。

刮拭方法

以面刮法从上向下刮拭背部双侧心俞、肝俞。
以面刮法从上向下刮拭腰骶部双侧肾俞、上髎。
以面刮法从上向下刮拭腹部关元至中极段。
以面刮法从上向下刮拭下肢足三里、三阴交。

刮拭提醒

用刮痧治疗早泄，一般7~14次为一个疗程，治疗时间根据疾病的缓急、病程的长短而定。

遗精

遗精指以不因性生活而精液频繁遗泄为临床特征的病症。有梦而遗精者,称为梦遗;无梦而遗精,甚至清醒时精液自出者,称为滑精。中医认为,遗精的基本病机为脏虚失固,邪扰精室所致;也可由劳心过度、妄想不遂造成相火偏亢;饮食不节、醇酒厚味,积湿生热,湿热下注也是其重要成因。刮拭身体相关穴位,可以祛除病邪,调补气血、益肾固精,从而达到治疗的目的。

刮拭部位

心俞: 第5胸椎棘突下,后正中线旁开1.5寸。

肾俞: 第2腰椎棘突下,后正中线旁开1.5寸。

八髎: 包括上髎、次髎、中髎和下髎,左右共八个穴位,分别在第1、2、3、4骶后孔中,合称"八髎"。

关元: 脐中下3寸,前正中线上。

中极: 脐中下4寸,前正中线上。

大赫: 脐中下4寸,前正中线旁开0.5寸。

足三里: 犊鼻下3寸,犊鼻与解溪连线上。

三阴交: 内踝尖上3寸,胫骨内侧缘后际。

太溪: 内踝尖与跟腱之间的凹陷中。

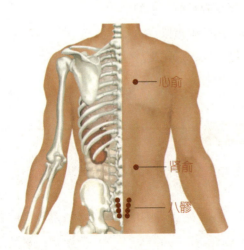
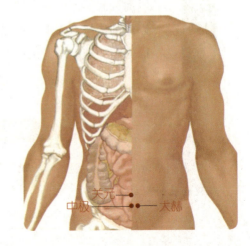

第五章 轻松刮一刮：缓解难言之隐

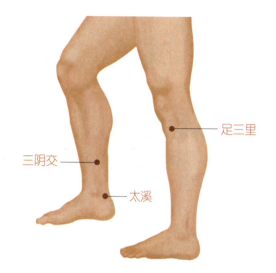

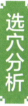

心俞、肾俞： 足太阳膀胱经腧穴，心俞又为心之背俞穴，肾俞又为肾之背俞穴，二穴可交通心肾。

八髎： 足太阳膀胱经腧穴，可调肾固精。

关元、中极： 任脉腧穴，二穴可调肝、脾、肾之经气。

大赫： 足少阴肾经腧穴，主生殖系统疾病，《针灸甲乙经》曰："男子精溢……大赫主之。"

足三里： 可补益气血。

三阴交： 可固摄精关。

太溪： 足少阴肾经腧穴，可滋阴益肾、壮阳强腰。

刮拭方法

以面刮法从上向下刮拭腰背双侧心俞、肾俞，骶部八髎。
以面刮法从上向下刮拭腹部关元、中极，双侧大赫。
以面刮法从上向下刮拭下肢足三里、三阴交。
用平面按揉法按揉足部太溪。

刮拭提醒

　　刮痧法治疗遗精，一般7～14次为一个疗程，治疗时间根据疾病的缓急、病程长短而定。

慢性前列腺炎

慢性前列腺炎是由于细菌进入前列腺，造成感染而诱发的疾病。临床表现为腰、小腹、会阴、睾丸等部位坠痛、抽痛，小便频数、涩痛，余沥不尽，尿浊或尿道口有白色分泌物，多伴有性功能改变。此病隶属于中医学"淋证"范畴。中医认为，本病多因饮食不节，嗜食肥甘、酒酪，使中焦湿热，湿热下注下焦，聚久不除，阻遏经络，令膀胱泌别失职，水道不通；湿热久积，令气血失和，清浊不分，小便行涩不利；或外感寒邪，伤及肾阳，以致失于固摄，而致此病。刮拭身体相关穴位，可分清别浊、通淋止痛。

刮拭部位

肾俞：第2腰椎棘突下，后正中线旁开1.5寸。

膀胱俞：横平第2骶后孔，后正中线旁开1.5寸。

关元：脐中下3寸，前正中线上。

中极：脐中下4寸，前正中线上。

水道：脐中下3寸，前正中线旁开2寸。

归来：脐中下4寸，前正中线旁开2寸。

阴陵泉：小腿内侧，胫骨内侧髁下缘与胫骨内侧缘之间的凹陷中。

三阴交：内踝尖上3寸，胫骨内侧缘后际。

复溜：内踝尖上2寸，跟腱的前缘。

太溪：内踝尖与跟腱之间的凹陷中。

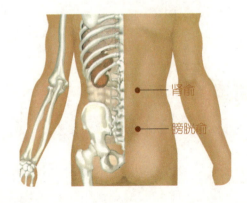
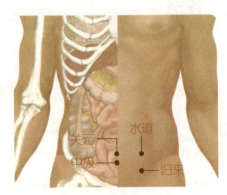

第五章 轻松刮一刮：缓解难言之隐

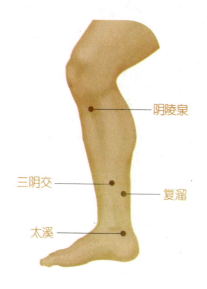

选穴分析

肾俞：足太阳膀胱经腧穴，可补肾固气。
膀胱俞：足太阳膀胱经腧穴，可利尿通淋止痛。
关元：任脉腧穴，可调肝、脾、肾之经气。
中极：任脉腧穴，又是膀胱募穴，可利湿祛浊。
水道：足阳明胃经腧穴，可利水祛湿。
归来：足阳明胃经腧穴，可通利膀胱而利小便。
阴陵泉、三阴交：足太阴脾经腧穴，可调理肝、脾、肾之气机，行气、活血、化瘀、止痛。
复溜、太溪：足少阴肾经腧穴，可滋肾去湿、调补肾气。

刮拭方法

以面刮法从上向下刮拭背腰部肾俞至膀胱俞。
以面刮法从上向下刮拭腹部关元至中极，双侧水道至归来。
以面刮法从上向下刮拭下肢阴陵泉至三阴交，复溜至太溪。

刮拭提醒

用刮痧法治疗前列腺炎，一般10～20次为一个疗程，治疗时间根据疾病的缓急、病程的长短而定。

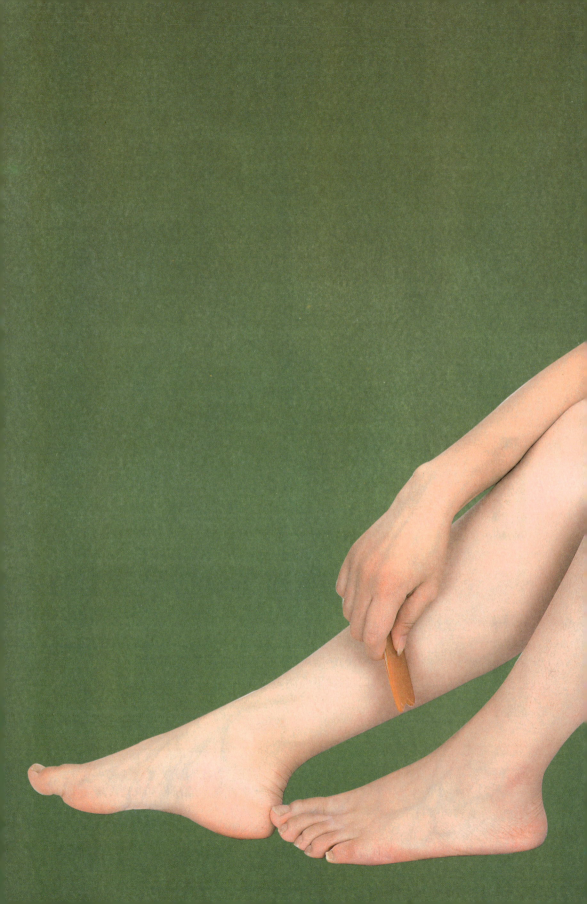

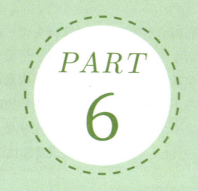

PART 6

刮痧养颜美体:让青春永驻

皮肤粗糙

皮肤粗糙多因肌肤水油平衡失调、新陈代谢能力下降所导致。日常生活中,强烈的紫外线照射、干燥环境的影响、工作压力大、不良的生活习惯,如熬夜、吸烟等因素都会导致肌肤越来越干燥,若长期得不到改善,还会出现干裂粗糙的现象。中医认为,皮肤粗糙是阴血不足,内有燥火引发的皮肤易长赘物。在相关穴位刮痧,能够调理气血、濡润肌肤,促进新陈代谢,从而改善肌肤。

刮拭部位

膀胱经: 背腰部膀胱经。
中脘: 脐中上4寸,前正中线上。
滑肉门: 脐中上1寸,前正中线旁开2寸。
合谷: 第2掌骨桡侧的中点处。
三阴交: 内踝尖上3寸,胫骨内侧缘后际。

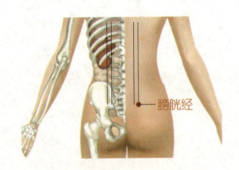
膀胱经

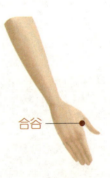
合谷

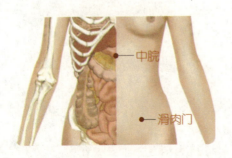
中脘
滑肉门

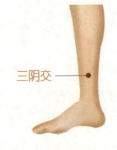
三阴交

第六章 刮痧养颜美体：让青春永驻

选穴分析

膀胱经： 具有通调水道，调节水液代谢的作用，可以将生理代谢产物排出体外，加快气血运行，畅通经络，令肌肤细腻润泽。

中脘： 任脉腧穴，又是胃之募穴，脾胃为后天之本，气血生化之源。

滑肉门： 足阳明胃经腧穴，可促进胃的吸收与消化，使肌肤的营养有源。

合谷： 手阳明大肠经腧穴，又是手阳明大肠经之原穴，对大肠的消导有重要的调节作用。

三阴交： 足太阴脾经腧穴，又是足三阴经之合穴，具有促进血液循环的作用。

刮拭方法

用面刮法刮拭背腰部膀胱经，由轻到重，直至出痧。
用面刮法刮拭腹部中脘、滑肉门，以出痧为度。
用单角刮法刮拭上肢合谷，以出痧为度。
用面刮法刮拭下肢三阴交，以出痧为度。

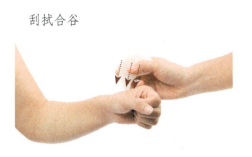

刮拭合谷

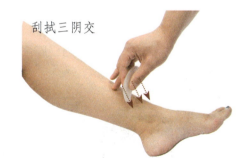

刮拭三阴交

刮拭提醒

隔日1次，15次为一个疗程，疗程间可休息5日。

黑眼圈

黑眼圈以眼眶周围皮肤颜色加深,形成黑色环状为特征,俗称"熊猫眼",中医称之为"睑黡""目胞黑""两目黯黑"。中医认为,大部分黑眼圈的发生与肝肾虚有关,肝肾虚后,肾精不能养肝血,而"肝开窍于目",最终因精血亏损,表现在双眼上就形成黑眼圈。刮拭相关穴位,能够滋阴补肾、清降虚火、补虚润肤、化瘀通络,从而消除黑眼圈。

刮拭部位

攒竹: 眉头凹陷中,额切迹处。
鱼腰: 瞳孔直上,眉毛中。
丝竹空: 眉梢凹陷中。
承泣: 眼球与眶下缘之间,瞳孔直下。
四白: 瞳孔直下,颧骨上方凹陷中。
瞳子髎: 目外眦外侧0.5寸凹陷中。
太阳: 眉梢与目外眦之间,向后约1横指的凹陷中。
肝俞: 第9胸椎棘突下,后正中线旁开1.5寸。
脾俞: 第11胸椎棘突下,后正中线旁开1.5寸。
肾俞: 第2腰椎棘突下,后正中线旁开1.5寸。
太溪: 内踝尖与跟腱之间的凹陷中。

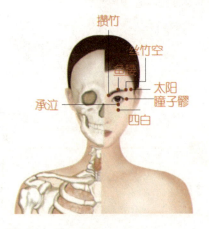
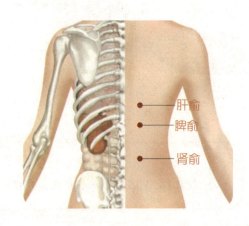

第六章 刮痧养颜美体：让青春永驻

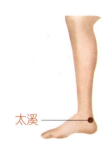
太溪

选穴分析

攒竹： 足太阳膀胱经腧穴，具有疏通经络，调理气血，改善血液运行的作用。

鱼腰： 经外奇穴，可以改善眼周的气血运行。

丝竹空： 手少阳三焦经腧穴，具有疏利代谢，排出代谢垃圾的作用。

承泣、四白： 足阳明胃经腧穴，足阳明多气血，可以补充营养，滋养肌肤。

瞳子髎： 足少阳胆经起始穴，可以排出眼周生理代谢产物，疏通经络，改善气血运行。

太阳： 经外奇穴，可以通经络，泄毒素。

肝俞、脾俞、肾俞： 足太阳膀胱经腧穴，是肝、脾、肾的背俞穴，具有滋补气血、濡养肌肤的作用。

太溪： 足少阴肾经腧穴，又是原穴，具有滋阴降火的作用，可以滋补肾阴、清降虚火。

刮拭方法

用刮痧板的吻部点按面部攒竹、鱼腰、丝竹空、承泣、四白、瞳子髎、太阳，每穴30次，点穴手法应轻盈，切忌手法过重。

用面刮法刮拭背腰部肝俞、脾俞、肾俞，以出痧为度。

用单角刮法刮拭太溪，以出痧为度。

刮拭提醒

刮拭面部穴位手法应灵活、飘逸，刮拭背腰部穴位手法应先轻后重。

眼袋

眼袋，就是下眼睑浮肿。由于眼睑皮肤很薄，皮下组织薄而松弛，很容易发生水肿现象，从而形成眼袋。眼袋的形成有诸多诱因，遗传是重要因素，而且随着年龄的增长愈加明显。中医认为，眼袋多因禀赋不足，脾肾两虚，或体质虚弱，气血两亏，气血不能上行面部濡之；或脾气不足，脾失健运，水湿内停，滞留于面部脉络而引发。刮拭相关穴位，可提高脾胃功能，促进血液循环，对消除眼袋是非常有帮助的。

刮拭部位

睛明： 目内眦内上方眶内侧壁凹陷中。

承泣： 眼球与眶下缘之间，瞳孔直下。

瞳子髎： 目外眦外侧0.5寸凹陷中。

四白： 瞳孔直下，颧骨上方凹陷中。

太阳： 眉梢与目外眦之间，向后约1横指的凹陷中。

水分： 脐中上1寸，前正中线上。

气海： 脐中下1.5寸，前正中线上。

关元： 脐中下3寸，前正中线上。

脾俞： 第11胸椎棘突下，后正中线旁开1.5寸。

肾俞： 第2腰椎棘突下，后正中线旁开1.5寸。

阴陵泉： 胫骨内侧髁下缘与胫骨内侧缘之间的凹陷中。

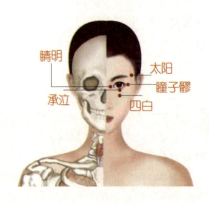
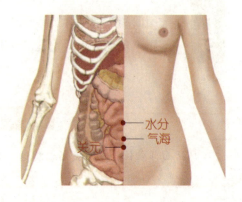

第六章 刮痧养颜美体：让青春永驻

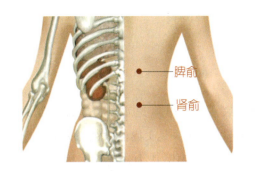
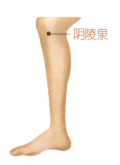

选穴分析

睛明： 足太阳膀胱经的起始穴，具有疏通经络、增强水液代谢的作用。

承泣： 足阳明胃经的起始穴，阳明经多气多血，故承泣有调理气血，增加气血营养肌肤的作用。

瞳子髎： 足少阳胆经腧穴，可以迅速将生理代谢产物排出体外。

四白： 足阳明胃经腧穴，可以行气活血。

太阳： 经外奇穴，可清除毒素、净化局部内环境。

水分： 任脉腧穴，可消除体内湿邪。

关元、气海： 任脉腧穴，具有升阳益气、消除阴邪之作用。

脾俞、肾俞： 足太阳膀胱经之背俞穴，具有补益先天和后天之作用。

阴陵泉： 足太阴脾经腧穴，又是合穴，具有健脾利湿作用。

刮拭方法

用单角刮法刮拭眼睛周围睛明、承泣、瞳子髎、四白、太阳，手法宜轻、飘、柔。

用面刮法刮拭背腰部双侧脾俞、肾俞，以出痧为度。

用面刮法刮拭腹部水分、气海、关元，以出痧为度。

用单角刮法刮拭下肢阴陵泉，以出痧为度。

刮拭提醒

按先背部后腹部，先上后下的原则，刮拭以上穴位，力度宜先轻后重。

面部皱纹

皱纹是皮肤老化的结果,表现为皮肤缺乏水分、表面脂肪减少、弹性下降,其直接影响面部的容貌,是美容的大敌,尤其是眼角的鱼尾纹最能体现一个人的衰老。中医认为,此病多因脾胃虚弱,气血化生不足,面部失于濡养造成;或肝肾阴虚,阴血不足,肌腠失于濡润;或情志失调,忧思悲愁,令气机不畅,气血郁滞,不能上荣于面造成面焦。刮拭相关穴位,能够益气、养血、抗衰、防皱,从而减少皱纹。

刮拭部位

神庭: 前发际正中直上0.5寸。

百会: 前发际正中直上5寸,头顶正中心。

阳白: 眉上1寸,瞳孔直上。

太阳: 眉梢与目外眦之间,向后约1横指的凹陷中。

颧髎: 颧骨下缘,目外眦直下凹陷中。

地仓: 口角外侧,上直对瞳孔。

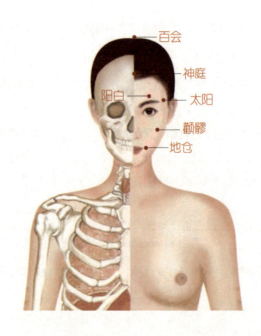

第六章 刮痧养颜美体：让青春永驻

选穴分析

神庭、百会： 督脉腧穴，神庭又是与足太阳经、足阳明经交会穴；百会又是与足太阳经交会穴，二者可以益气升阳、活血润面。

阳白： 足少阳胆经腧穴，又是与阳维脉交会穴，可以清热、解毒、除湿、消皱。

太阳： 经外奇穴，可以通经活络、泄热排毒。

颧髎： 手太阳小肠经腧穴，又是与手少阳经的交会穴，可以清热消风、活血通络。

地仓： 足阳明胃经腧穴，又是手阳明经与阳脉交会穴，可以通络活血、滋养肌肤。

刮拭方法

用刮痧板的吻部点按神庭、百会、阳白、太阳、颧髎、地仓，每穴点按3~5下。

刮拭百会
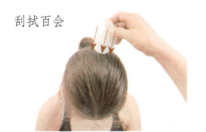

刮拭神庭
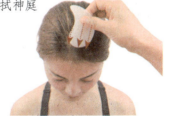

刮拭阳白
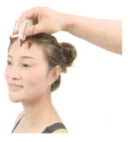

刮拭地仓
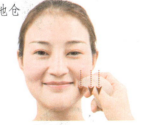

刮拭提醒

刮拭动作要连贯、轻盈、有一定力度，做到板不离手。

颈部皱纹

颈部皱纹是指随着年龄的增加，人体皮肤渐渐老化，颈部的皮肤出现较深的褶皱，且不能消失、复原，久之则成永久性颈部皱纹，这亦是机体老化的征象。中医认为，此病多因脾胃虚弱，气血无以化生，肌肤失去气血之濡养，而出现松弛、早衰、皱纹的现象。刮拭身体相关穴位，可通经活络、濡润肌肤，消除皮肤代谢产物，加强皮肤纤维组织功能，消除颈部皱纹。

刮拭部位

阿是穴： 颈部皱纹较多部位。
风池： 枕骨之下，胸锁乳突肌上端与斜方肌上端之间的凹陷中。
翳风： 乳突下端前方凹陷中。
扶突： 横平喉结，胸锁乳突肌前、后缘中间。
天牖： 横平下颌角，胸锁乳突肌的后缘凹陷中。
血海： 髌底内侧端上2寸，股内侧肌隆起处。
足三里： 犊鼻下3寸，犊鼻与解溪连线上。
三阴交： 内踝尖上3寸，胫骨内侧缘后际。

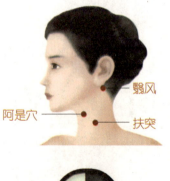

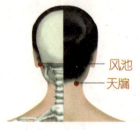

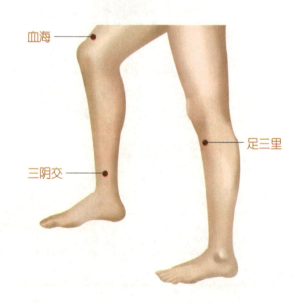

选穴分析

阿是穴： 可以直达病所，有利于皱纹的消除。

风池： 足少阳胆经腧穴，又是与阳维脉交会穴，可以清肝泻胆，清除机体代谢产物。

翳风： 手少阳三焦经腧穴，又是手、足少阳经交会穴，可以疏导少阳之经气，以利于颈部邪气之清除。

扶突： 手阳明大肠经腧穴，可以泻火解毒。

天牖： 手少阳三焦经腧穴，可以通调三焦经之经气，泄热、解毒、通络。

血海： 足太阴脾经腧穴，可以健脾益气、活血凉血、祛湿清热。

足三里： 足阳明胃经腧穴，又是"合"穴，可以补气补血，补充皮肤所需之营养。

三阴交： 足太阴脾经腧穴，又是足太阴、少阴、厥阴之交会穴，可以益气养血、活血消瘀、清除湿热。

刮拭方法

用刮痧板的弧形边，在皱纹较多的阿是穴周围，从上向下刮拭。力度不可太大，可采用摩、游、托、拍、提等多种手法，刮拭5~10遍。

用刮痧板的吻部点风池、翳风、扶突、天牖，每穴点30次。

用面刮法刮拭下肢血海、足三里、三阴交，以出痧为度。

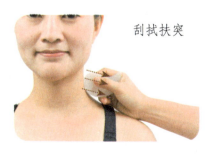

刮拭扶突

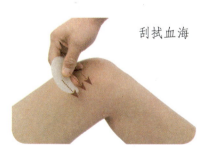

刮拭血海

刮拭提醒

每天或隔天治疗一次。

雀斑

雀斑，中医称为"雀子""雀儿斑"，是一种浅褐色小斑点，针尖至米粒大小，常出现于前额、鼻梁和脸颊等处，偶尔也会出现于颈部、肩部、手背等处，影响形象。中医认为，此病多因禀赋不强，肝肾虚损，肾水不能荣华于面，火滞郁结为斑；或腠理不密，卫外失固，风邪外侵，客居于肤。刮拭相关穴位，可清热、祛风、通络、活血、消斑，从而达到治疗该症的目的。

刮拭部位

阿是穴：面部多斑部位。
脾俞：第11胸椎棘突下，后正中线旁开1.5寸。
肾俞：第2腰椎棘突下，后正中线旁开1.5寸。
曲池：在尺泽与肱骨外上髁连线中点凹陷中。
血海：髌底内侧端上2寸，股内侧肌隆起处。
三阴交：内踝尖上3寸，胫骨内侧缘后际。
太溪：内踝尖与跟腱之间的凹陷中。

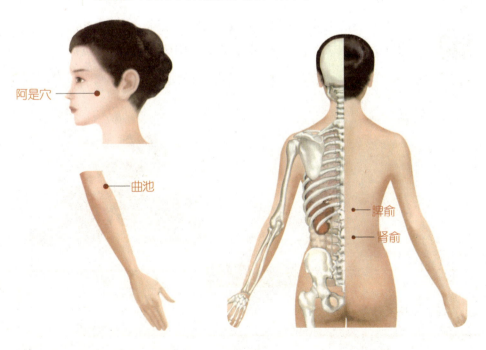

第六章 刮痧养颜美体：让青春永驻

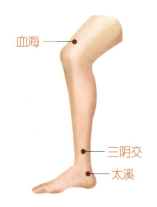

选穴分析

阿是穴： 可以直达病所，加快治愈速度。
脾俞、肾俞： 二穴合用可滋补肾阴、补益气血。
曲池： 手阳明大肠经腧穴，又是其合穴，可以疏风清热泻火。
血海： 足太阴脾经腧穴，可行气活血。
三阴交： 足太阴脾经腧穴，又是足太阴、足厥阴、足少阴之交会穴，可以活血通络、调补气血。
太溪： 足少阴肾经腧穴，又是肾之原穴，可以滋阴降火。

刮拭方法

用面刮法由内向外刮拭阿是穴，以出痧为度。
用面刮法刮拭背部脾俞、肾俞，以出痧为度。
用单角刮法刮拭上肢曲池，以出痧为度。
用单角刮法刮拭下肢血海、三阴交、太溪，以出痧为度。

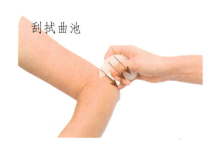

刮拭曲池

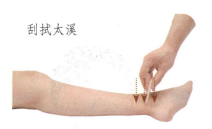

刮拭太溪

刮拭提醒

以上穴位也可用点穴法，每穴点按30次。

黄褐斑

黄褐斑又名妊娠斑、肝斑，中医称为"蝴蝶斑""黧黑斑"等，是发生于面部的色素沉着性皮肤病，皮损为黄褐色或咖啡色的斑片，形状不同，大小不等，边界清晰，表面平滑，无自觉症状，常对称分布于两颊，形成蝴蝶样，故称蝴蝶斑。中医认为，本病多因肝肾不足，不能滋养肌肤；或肝气郁结，日久化热，伤及阴血，颜面气血失和而发病。刮拭相关穴位，能够疏肝解郁、养血健脾、滋补肝肾、消色除斑，从而达到治疗该症的目的。

刮拭部位

阿是穴： 面部黄褐斑集中部位。

素髎： 鼻尖的正中央。

印堂： 两眉毛内侧端中间的凹陷中。

颧髎： 颧骨下缘，目外眦直下凹陷中。

四白： 瞳孔直下，颧骨上方凹陷中。

阳白： 眉上1寸，瞳孔直上。

上关： 颧弓上缘中央凹陷中。

太阳： 眉梢与目外眦之间，向后约1横指的凹陷中。

三阴交： 内踝尖上3寸，胫骨内侧缘后际。

太冲： 第1、2跖骨间，跖骨底结合部前方凹陷中。

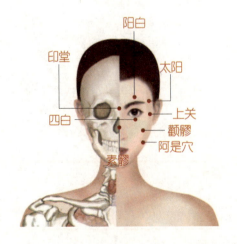

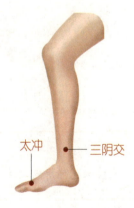

选穴分析

阿是穴： 可以直达病所，加快治愈速度。

素髎： 督脉之腧穴，可以鼓阳气、通经络、散瘀结。

印堂： 经外奇穴，可以祛邪通络。

颧髎： 手太阳小肠经腧穴，可以通经络、活气血。

四白： 足阳明胃经腧穴，多气多血，可以行气血。

阳白、上关： 足少阳胆经腧穴，可以疏肝理气、调和气血。

太阳： 经外奇穴，可以通络、活血、凉血，改善局部血运。

三阴交： 足太阴脾经腧穴，又是肝、脾、肾交会穴，可以活血、通络、散瘀。

太冲： 足厥阴肝经腧穴，可以疏肝理气、降肝火。

刮拭方法

用点按法点按阿是穴50次。

用点按法点按面部素髎、印堂、颧髎、四白、阳白、上关、太阳，每穴30次。

用单角刮法刮拭下肢三阴交，以出痧为度。

用点按法垂直点脚部太冲。

刮拭提醒

肝郁型：斑片多呈深褐色或灰褐色，对称分布于鼻梁、颧骨下、额部。患者多性情急躁易怒或忧虑抑郁，胸胁胀满，喜太息，有痛经或月经不调，经色多紫暗黏稠有血块。加刮血海、大杼、大椎。

脾虚型：斑片呈淡褐色或浅褐色，多分布于颧骨下、上唇及口周，呈对称性分布。患者多面色苍白或萎黄，神疲气短，喜卧喜睡，纳呆，脘腹胀满，便溏。加刮迎香、地仓、水沟、脾俞、肾俞、中脘、天枢、足三里。

肾虚型：斑片呈深褐色或黑褐色，多对称分布于鼻、颧骨下及额部。患者多手足怕冷，腰膝酸软，倦怠无力，记忆力减退，失眠多梦，尿频清长，身体羸瘦。加刮巨髎、迎香、合谷、肝俞、肾俞、命门、气海、关元、足三里、太溪。

丰乳

乳房的理想位置应在胸部第二至第六肋之间,乳头位于第四肋间隙。不少女性的乳房前突过长,乳头下垂超过了第四肋间隙;同时伴有乳房松弛,皮肤缺乏弹性和坚实性。中医认为,乳房所处位置为胃经循行之处,而脾胃为后天之本,气血生化之源,一旦脾胃虚弱,则气血化生乏源,乳房失去濡养就会下垂。在身体局部刮痧,具有补气、健脾胃之功能,脾胃健运,气血生化有源,又兼中气得以补养,则乳房自能升举。

刮拭部位

膻中: 平第4肋间,前正中线上。
乳根: 第5肋间隙,前正中线旁开4寸。
中脘: 脐中上4寸,前正中线上。
足三里: 犊鼻下3寸,犊鼻与解溪连线上。

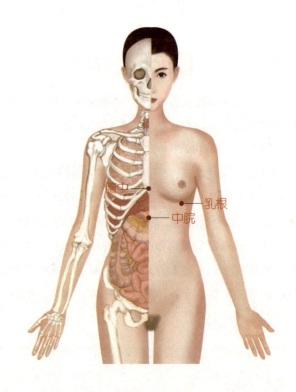

第六章 刮痧养颜美体：让青春永驻

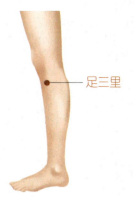

选穴分析

膻中、中脘： 任脉腧穴，膻中又为气会之穴，中脘为胃的募穴，又是腑会之穴，二穴合用具有补气、健脾胃之功。

乳根、足三里： 足阳明胃经腧穴，足三里又为足阳明胃经之合穴，可调理脾胃、补中益气。

刮拭方法

用单角刮法刮拭胸腹部膻中、乳根，以出痧为度。
用面刮法刮拭腹部中脘，以出痧为度。
用面刮法刮拭下肢足三里，以出痧为度。

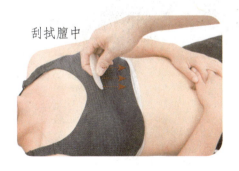
刮拭膻中

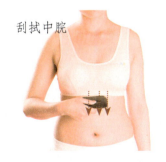
刮拭中脘

刮拭提醒

隔日1次或每周2次，10次为一个疗程。

205

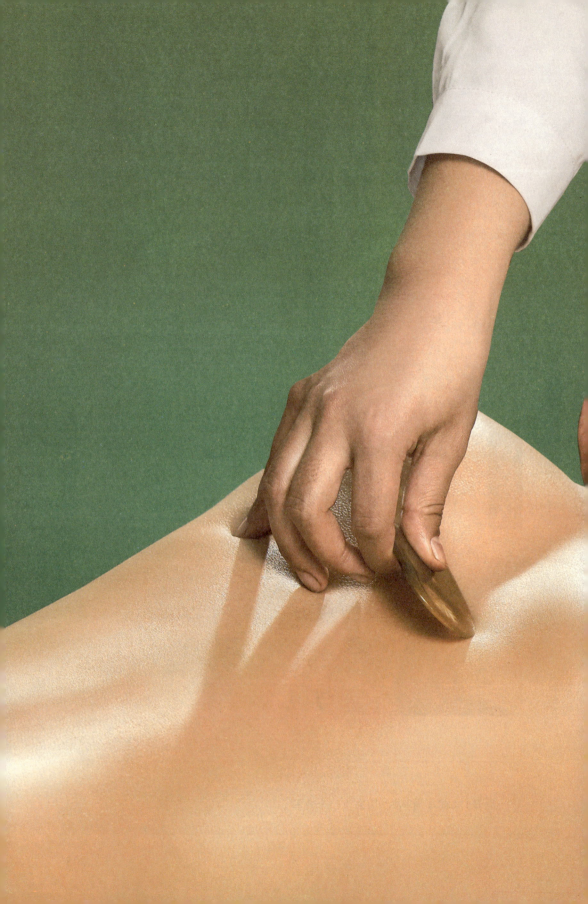

PART 7

刮去小病小痛：让宝宝健康成长

小儿流涎

小儿流涎，俗称小儿流口水，是指口中唾液不自觉从口内流溢而出的一种病症。多见于1岁左右的婴儿，常发生于其断奶前后。中医认为本病多由脾胃不和，脾失健运，水湿上犯所致。刮拭小儿身体相关穴位，有健脾祛湿之功，可治疗本病。

刮拭部位

- **脾俞：** 第11胸椎棘突下，后正中线旁开1.5寸。
- **中脘：** 脐中上4寸，前正中线上。
- **合谷：** 第2掌骨桡侧的中点处。

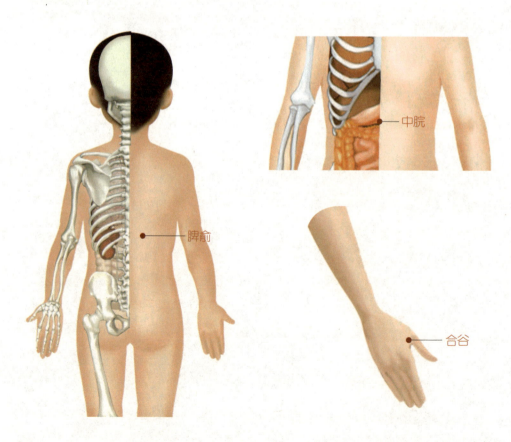

第七章 刮去小病小痛：让宝宝健康成长

选穴分析

脾俞： 脾之背俞穴，可补脾胃、健运水湿。
中脘： 任脉腧穴，可提升脾气、祛湿化浊。
合谷： 手阳明大肠经腧穴，可活血通络、除积滞。

刮拭方法

用面刮法从上向下刮拭背部双侧脾俞，以出痧为度。
用面刮法从上向下刮拭胸部中脘，以出痧为度。
用平面按揉法按揉双手背合谷。

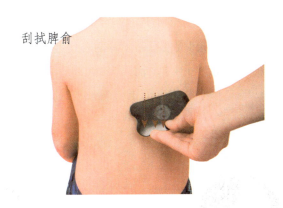

刮拭脾俞

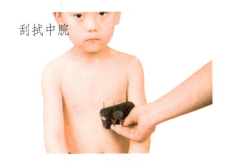

刮拭中脘

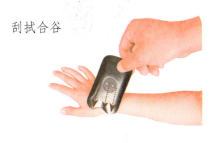

刮拭合谷

刮拭提醒

刮痧治疗小儿流涎，一般7次为一个疗程，1～2个疗程便可以见成效。

小儿腹泻

小儿腹泻又称小儿消化不良，是以大便次数增多、粪质清稀或如水样为主症的消化道疾病。2岁以下婴幼儿中多见，年龄愈小发病率愈高。临床常伴呕吐、发热。本病属中医"泄泻"范畴，多由感受外邪、内伤饮食、脾胃虚弱所致。刮拭小儿身体相关穴位，可发散风寒、健脾消积，从而达到治疗的目的。

刮拭部位

身柱： 第3胸椎棘突下凹陷中，后正中线上。
脾俞： 第11胸椎棘突下，后正中线旁开1.5寸。
大肠俞： 第4腰椎棘突下，后正中线旁开1.5寸。
中脘： 脐中上4寸，前正中线上。
天枢： 横平脐中，前正中线旁开2寸。
足三里： 犊鼻下3寸，犊鼻与解溪连线上。

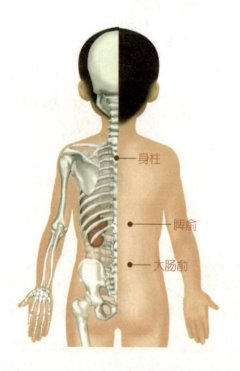
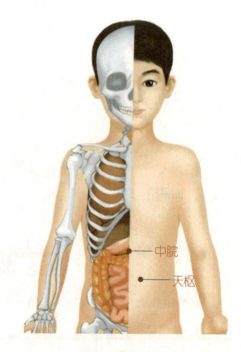

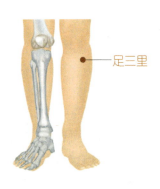
足三里

选穴分析

身柱： 督脉腧穴，专治小儿疾患。
脾俞、大肠俞： 足太阳膀胱经腧穴，可健脾祛湿止泻。
中脘： 胃之募穴，又是腑会之穴，可健脾胃调腑气。
天枢： 足阳明胃经腧穴，又是大肠募穴，可调肠腑止泻。
足三里： 足阳明胃经腧穴，又是胃之下合穴，可益气健脾止泻。

刮拭方法

以面刮法从上向下刮拭背腰部身柱、双侧脾俞、大肠俞，以出微痧为度。

以面刮法从上向下刮拭胸腹部中脘、双侧天枢，以出微痧为度。

以面刮法从上向下刮拭下肢足三里，以出微痧为度。

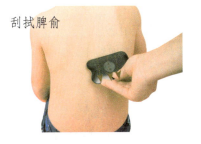
刮拭脾俞

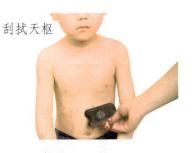
刮拭天枢

刮拭提醒

用刮痧法治疗小儿腹泻，一般3次为一个疗程。刮痧时手法宜轻，同时可配合捏脊、推拿、中药贴脐、热熨腹部等，以提高疗效；若病情严重出现高热、神昏、脱水、酸中毒等症状者，应及时采用中西药物对症治疗，以尽快控制病情。

小儿厌食

小儿厌食症指小儿（1~6岁）较长时期食欲减退或消失。主要症状有呕吐、食欲不振、腹泻、便秘、腹胀、腹痛和便血等。造成此病的原因很多，如不良的饮食习惯，气候过热、湿度过高、情绪变化，某些慢性消化系统疾病等，长期厌食可致营养不良和体质减弱。中医认为本病的发生系饮食喂养不当，脾胃不和，受纳运化失健所致。刮拭小儿相关穴位，有健脾和胃、益气养阴之功。

刮拭部位

大椎： 第7颈椎棘突下凹陷中，后正中线上。

脾俞： 第11胸椎棘突下，后正中线旁开1.5寸。

悬枢： 第1腰椎棘突下凹陷中，后正中线上。

三焦俞： 第1腰椎棘突下，后正中线旁开1.5寸。

中脘： 脐中上4寸，前正中线上。

气海： 脐中下1.5寸，前正中线上。

章门： 第11肋游离端的下际。

天枢： 横平脐中，前正中线旁开2寸。

四缝： 第2~5指掌侧，近端指关节的中央，一手4穴，左右共8穴。

足三里： 犊鼻下3寸，犊鼻与解溪连线上。

公孙： 第1跖骨底的前下缘赤白肉际处。

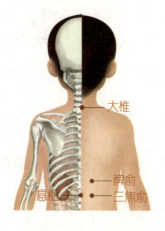
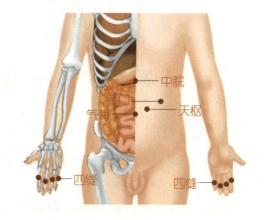

第七章 刮去小病小痛：让宝宝健康成长

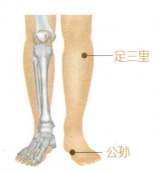
足三里
公孙

选穴分析

大椎、悬枢、脾俞、三焦俞、中脘、气海： 可疏泄阳热，健脾和胃。

天枢、章门： 可行气消积化滞。

四缝： 主治小儿消化不良。

足三里、公孙： 二穴相配可有效调节脾胃功能，促进消化吸收。

刮拭方法

用面刮法从上向下刮拭背部大椎至悬枢、脾俞至三焦俞，以略出痧为宜。

用面刮法从上向下刮拭腹部中脘至气海、双侧天枢、章门，以略出痧为宜。

用垂直按揉法按揉双手四缝，以略出痧为宜。

用平面按揉法按揉下肢足三里、公孙，以略出痧为宜。

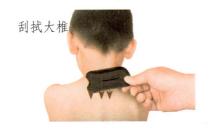
刮拭大椎

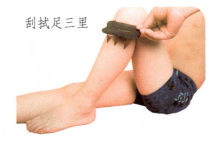
刮拭足三里

刮拭提醒

用刮痧治疗小儿厌食，手法宜轻，施补法，一般4~8次为一个疗程，治疗1~2个疗程便可见成效。

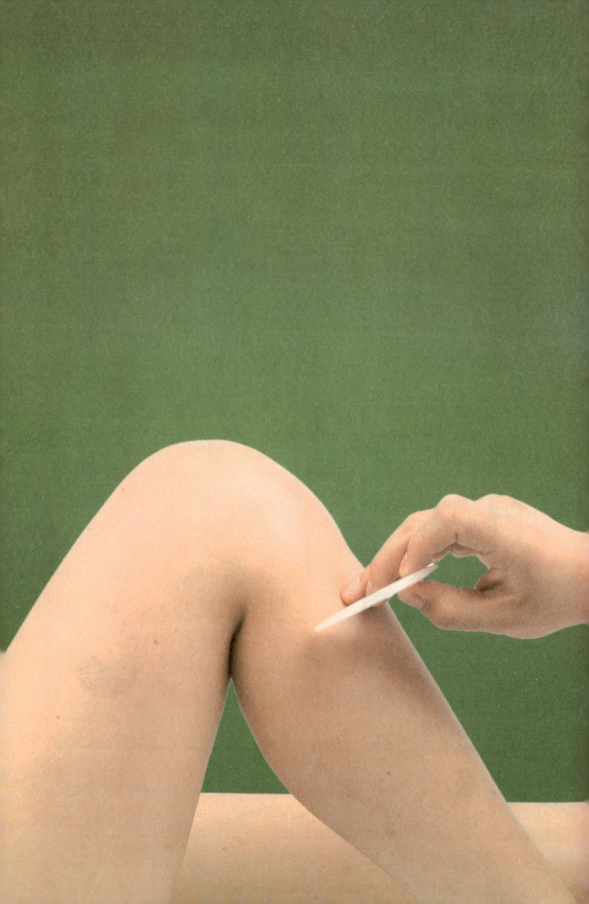